KB273091

_______________________님

빠른 쾌유를 빕니다.

_______________________ 드림

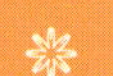

당신을 응원합니다

【유방암 선배들이 들려주고 싶은 이야기】

당신을 응원합니다

삼성서울병원 암교육센터 조주희, 김임령, 윤정희 공저

C 청림Life

● 이 책은 유방암 수술 및 치료 과정을 마치고 1년 이상의 투병 기간을 겪은 유방암 환우들을
  면담하여 그들의 솔직한 경험담과 후배들에게 당부하는 이야기를 담았습니다. 개인 정보 보
  호를 위해 가명을 사용하였음을 밝힙니다.

누군가는 걸어왔고
어떤 이는 걷고 있고
또 누군가는 걷게 될 그 길…
함께 걸어가요.

−영화 〈스마일 어게인〉 중에서

언제나 당신을 응원합니다

"브라보!"

잔을 높이 들고 파이팅을 외치며 기운을 북돋는 힘찬 '브라보'

IMF 이후 힘들었던 많은 사람들에게 용기를 주었던 노래 '브라보'

고된 연습과 노력으로 공연을 마친 음악가에게 관객이 보내는 감동의 '브라보'

당신의 마음 한편에는 어떤 의미의 '브라보'가 자리하고 있나요?

여기, 또 하나의 새로운 '브라보'가 있습니다. 바로 유방암을 경험한 여성들에게 보내는 응원의 브라보입니다. 그녀들은 지금도 힘들지만 상처받은 몸과 슬픈 마음을 지닌 채 예전의 자신의 자리를 찾으려고 애쓰고 있습니다.

유방암을 겪은 여성들은 고된 치료를 끝내고 일상으로 돌아간 후에도 불안과 고통의 그림자를 떨쳐내지 못하는 경우가 많습니다. 수술 후 치료 과정이 지나면 암으로부터 해방되었다고 생각하지만, 아직 완치라고 말하기에는 이른 감이 있습니다. 여전히 그녀들은 치료 후유증, 재발에 대한 불안과 두려움, 미래에 대한 불확실함 속에서 살아가고 있습니다. 그러기에 그녀들은 가족이나 주변 사람들과의 관계 속에서도 크고 작은 어려움들을 겪으며 힘들어 합니다. 게다가 사회의 배려와 지지가 부족한 현실에서 도움이 되는 정보를 찾는 일도 쉬운 일이 아닙니다.

이런 그녀들에게 힘이 되었으면 하는 바람으로, 약 40여 명의 유방암 투병 선배들이 치료 과정에서 느낀 어려움과 고민, 그리고 이전보다 건강한 삶으로 바꿀 수 있었던 생생한 경험들을 엮어 책으로 만들었습니다. 힘든 치료를 마치고 평범한 일상으로 돌아가는 길목에서 후배 유방암 환우들을 위하여 기꺼이 전해준 그녀의 이야기들이 다른 이들의 길을 밝히는 '등불'이며 '희망'이 되기를 바랍니다.

막연한 위로나 교과서적인 조언이 아닌 눈물로 겪어낸 선배들의 실제 경험이기에, 심적 공감대를 더 크게 느낄 수 있을 것입니다. 물론 이 책에 담긴 유방암 선배들의 경험담 중에는 "이건 나와는 다른데?" 하는 상이함이 있을 수도 있고, 차마 꺼내 보이지 못했던 나의 속마음을 위로 받을 수 있을 것입니다.

인생의 숱한 갈림길에 정답은 없는 만큼, 그 길을 먼저 걸어간 선배들의 경험담을 통해 소중한 지혜를 배우고 나약해진 마음을 추스르며 내일을 희망으로 바꿔 행복한 삶을 살아가길 소망합니다.

누군가는 이미 겪었고, 또 누군가는 아직 겪고 있으며, 누군가는 앞으로 겪어내야 하는 일들을 함께 공감하며 언제까지나 옆에서 당신을

     언제나 당신을 응원합니다

응원할 것입니다. 평온한 마음으로 몸을 지배한 당신이 건강한 삶을 살 수 있도록 우리 모두 응원합니다. 그리고 더 나아가 유방암 환우뿐만 아니라 '암'이라는 상처를 겪은 모든 분들에게 이 책이 희망이 되기를 소망합니다.

마지막으로 인터뷰에 응해주신 모든 환우분들과 이 책을 준비하는 데 도움을 주신 분들에게 진심으로 고마운 마음을 전합니다.

삼성서울병원 암교육센터
조주희

Contents

Chapter 1
브라보 유어 라이프

Be
Remarkable
Awesome
Vivid
Optimistic you!
놀랍고
멋지고
밝고
긍정적인 당신!

"하루하루 최선을 다한 나의 오늘은 어제보다 좋고
오늘보다는 내일이 조금 더 회복되고 좋을 거야!"

– 김도연(46세, 2010년 3기 진단)

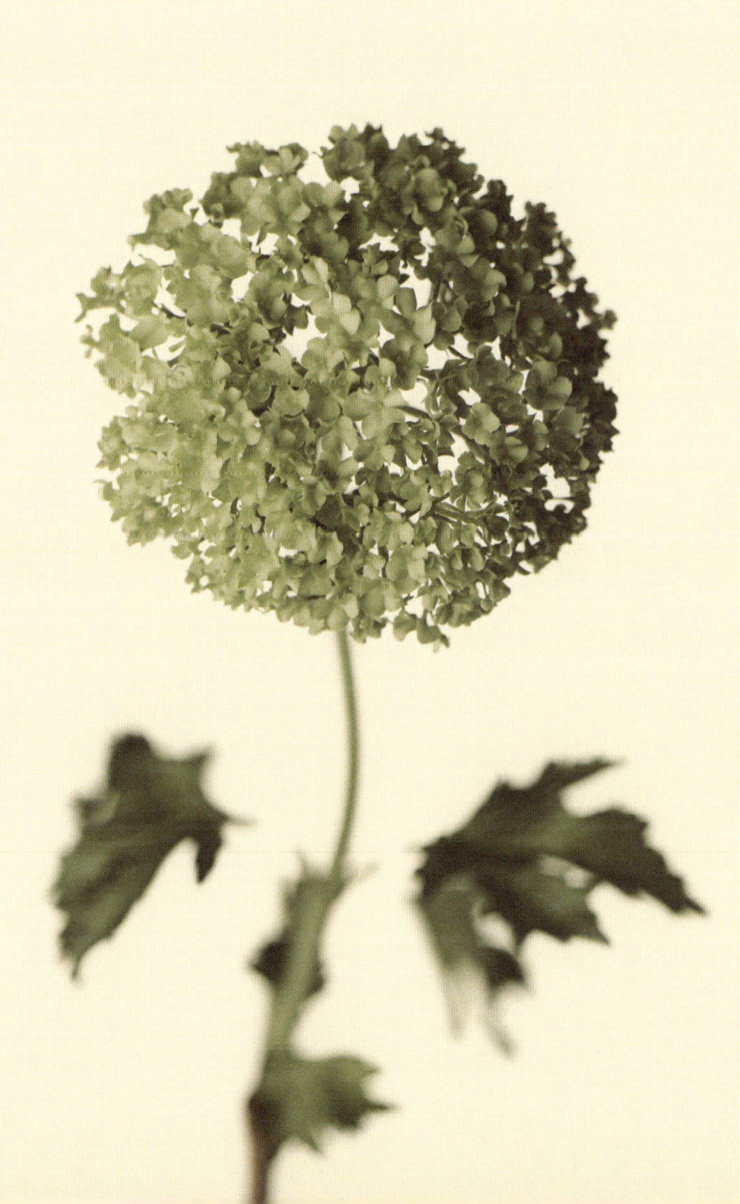

유방암 진단을 받은 이후 오로지 '치유'를 목표로 힘겨운 치료 과정을 모두 견뎌내고 드디어 여기까지 왔습니다. 어둡고 막막했던 치료의 터널을 지나 이제는 환자에서 누군가의 딸로, 엄마로, 아내로 다시 돌아가야 할 시간이 되었습니다.

그러나 뜻밖에도 본래의 자리로 돌아가는 과정은 생각보다 쉽지 않습니다. 치료가 끝나면 날아갈 것처럼 후련할 줄 알았던 마음은 마치 긴 마라톤을 끝낸 것처럼 진이 빠지고 맥이 풀려버린 상태입니다. 다시 일어나야 한다는 마음과는 달리 좀처럼 기운을 내지 못하고 아주 작은 의욕조차 생기지 않습니다.

노은숙 씨(47세, 2009년 9월 3기 진단)에게도 이 기간은 견디기 힘든 시간이었습니다.

"1년 동안 매일 치료를 위해 병원을 다니다가 어느 순간 모든 게 끝나니까, 뭔가 할 일이 딱 멈춰버린 느낌이 들었어요. 집에서는 아프다고 다들 배려해주는데, 당사자인 저는 일상생활에 적응하지 못한 채 도통 어디에 마음을 두어야 할지 모르겠더라고요."

채민경 씨(46세, 2009년 9월 유방암 3기 진단) 역시 본래의 자리로 돌아가는 과정이 힘들기는 마찬가지였습니다.

"이상한 게, 처음에 유방암이라는 진단을 들었을 때는 아무 생각이 없었어요. '암이구나, 치료하면 되는구나.' 그렇게 담담하게 받아들였고, '병원에서 하라는 대로 하면 되겠지' 하고 생각했는데, 수술만 하면 끝날 줄 알았던 치료가 계속 되더니 5년간 약도 먹어야 한다는 거예요. 그래도 그때만 해도 이겨내야 한다는 생각이 강하니까 우울하지는 않았던 것 같아요. 그런데 시간이 지날수록 길은 아는데 몸이 안 따라가니까 점점 안정이 안 되고, 가족에게 서운함까지 생기면서 심리적으로 많이 힘들었죠."

이렇듯 치료를 마친 지금, 사람들은 치료가 끝났으니 축하한다고 인사를 건네지만, 사실 그녀들은 자신도 모르게 위축되는 마음을 다스리기가 쉽지 않습니다. 가슴에 짙게 새겨진 상처는 오래도록 아물지 않을 것만 같아 우울하고, 사람들이 모두 내 가슴만 보는 것 같아 부담스럽기만 합니다.

지난 1년여 동안 힘겨운 치료의 터널을 지나왔던 그녀들이 일상으로 돌아오기 위해서는 적응할 시간이 필요합니다. 그럼, 다시 세상으로 힘차게 발을 내딛기 위해 먼저 그 시간을 경험했던 유방암 선배들은 어떻게 극복했을까요?

"사람들을 대하는 것이 불편했어요. 제가 암환자라는 사실을 인정하고 싶지도 않았어요. 하지만 하루 빨리 있는 그대로의 나를 받아들여야만 했죠. '암이 아니었다면'이라는 생각에 묶여 있지 말고, 최대한 빠른 시일 안에 눈앞의 현실을 받아들여야 합니다."

이 시기를 슬기롭게 극복한 유방암 발병 2년차인 이예진 씨(35세, 2010년 6월 2기 진단)는 현실을 받아들인 후에 욕심을 내려놓으면서 마음이 단단해지는 것을 스스로 느꼈다고 합니다.

"명상을 하면서 마음이 단단해졌어요. 죽음이라는 게 어차피 내 의지대로 되는 것이 아니라는 생각을 하게 되면서, 갈등하는 마음을 조금은 내려놓게 되는 것 같아요. 되지 않을 것을 가지고 전전긍긍하는 이 시간이 아까우니까 현재에 충실하려고 노력하고 있어요."

달라진 나 자신과 제대로 눈을 맞추고 얼굴을 마주하기까지는 다소 시간이 걸릴 것입니다. 갓난아이가 목을 가누고 앉고 기고 걸음마를 배워 뛸 수 있을 때까지는 숱하게 넘어지고 상처가 생기는 것처럼요. 이 시간을 낭비라 생각하며 조바심내지 말고, 또 다른 자신을 위한 변화의 시간이라 생각하고 받아들여보세요. 보다 여유로운 마음으로 새로운 나와 마주할 수 있을 것입니다.

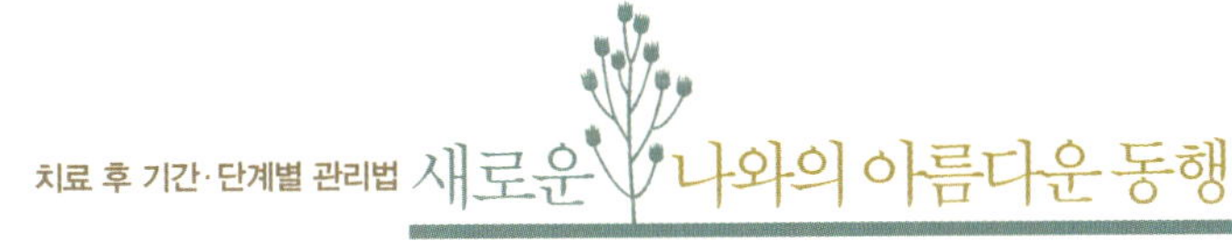

여성이 출산을 하면 몸을 보할 수 있는 양질의 음식을 먹고 최대한 편안하게 휴식을 취하며 산후 조리를 합니다. 누구나 이를 당연하게 생각하면서 아기를 갓 낳은 산모에게 바로 직장이며 가사 등 일상생활을 하라고 요구하지 않습니다. 이는 쇠약해진 몸과 마음이 제자리를 찾기까지는 그만큼 힘이 들고 시간이 필요하다는 걸 알기 때문입니다. 그렇다면 유방암을 치료한 후 회복 단계는 어떨까요?

　암 진단을 받은 후부터 수술 과정, 항암요법과 방사선 치료 등 각 과정마다 적응하기 위해 몸은 피로에 지쳐 있고, 마음도 여성성의 상실감, 외모 변형 스트레스 혹은 경제적 어려움과 자녀 문제 등으로 매우 피폐해져 있습니다. 누구나 고된 치료가 끝나면 마법처럼 모든 것이 예전처럼 돌아가길 바라지만 마치 출산 후 산모가 회복 기간을 가지듯 새로운 자신과 적응할 시간이 필요한 것입니다. 그 적응의 시간은 시기마다 필요한 것이 다를 수 있습니다. 치료를 막 마친 시기부터 10년 후까지, 기간에 따라 어떻게 대처해야 할지 알아볼까요?

| 새로운 나와의 만남기 : 치료를 마친 직후~2년 사이 |

　치료를 마치면 인생이 새롭게 시작된다는 의미로 막 치료를 마친 유방암 환우를 갓난 아기에 비유하곤 합니다. 특히 선진국에서는 치료를 마친 직후부터 2년 사이의 기간을 재도입기 기간이라 정의하고, 이 시기에 유방암 환자들이 겪는 많은 혼란과 어려움을 도와주기 위해 병원을 비롯해 여러 암 전문 기관에서 노력하고 있습니다.

　치료를 마친 여성들이 당장 무엇이라도 해야 할 것 같은 마음에 조바심을 내는 시기이기도 합니다. 하지만 그동안 멈췄던 일상의 시계 바늘이 다시 움직이기 시작하면서, 의욕은 넘치지만 몸은 피곤하고 마음은 아직 버겁기만 합니다. 게다가 통증을 비롯해 조그만 신체 증상에도 예민해져서 혹시 재발과 연관된 건 아닌지, 2차 암은 아닌지 하는 불안감에 시달리기도 하죠.

　다행히 많은 여성들이 시간이 지남에 따라 다시 자신감을 회복하게 되지만, 20~25%의 일부 여성들은 지속적인 고통과 함께 심각한 문제를 경험하기도 합니다. 안타깝게도 치료 과정에서 받았던 스트레스나 우울함에 대해 가족은 물론 본인조차 중요하게 생각하지 않거나, 암을 치료받았으니 지금의 고통은 당연하다고 생각하는 경향이 있다는 것입니다.

"처음 진단받을 때는 오히려 '그까짓 유방암' 했는데, '잘 관리하세요'라는 의사 선생님 말씀에 갑자기 '뭘 관리 해야 하지?' 하고 막막해졌어요."

건강한 삶을 위한 관리를 해야 한다는 것은 알고 있지만 구체적으로 어떻게 해야 할지 몰라 혼란스러운 시기이기 때문입니다.

"아침에 눈을 뜨면 당장 뭘 해야 될지 모르겠어요. 마음으로는 운동도 해야 되고 내 몸을 위해 뭔가 찾아서 먹어야 할 것 같은데, 몸이 따라주지 않아요. 마음이 하루에도 열두 번씩 왔다 갔다 해요."

중요한 것은 이렇게 힘든 시간을 어떻게든 이겨내라고 노력을 강요해서도, 모른 척 방관해서도 안 된다는 것입니다. 나에게 일어나는 마음과 육체의 변화를 여유롭게 받아들이며 현명하게 대처하여 성숙한 마음의 근육을 키워야 합니다. 특히 이 기간은 적극적인 치료 후 나타나는 증상을 관리하는 단계이며, 자신에게 맞는 식사, 운동, 사람들과의 관계를 재정립하고 익혀야 할 때입니다.

가족은 새롭게 태어난 그녀를 위해 제 2의 생일을 기념하며 축하해주는 자리를 마련해주는 것도 좋습니다. 그리고 그녀가 새로운 자신에게 적응할 수 있도록 도와주고 격려해주세요. 그러한 노력들이 그녀에게 더욱 큰 힘이 될 것입니다.

| 낯선 나와의 적응기 : 치료 후 2~5년 사이 |

치료 후 2~5년이 지난 시기는 큰 아픔을 겪은 몸과 마음이 대부분 회복되어 제자리로 돌아오는 때입니다.

"암이라는 단어만 봐도 주르륵 눈물이 났는데, 어느 날 드라마에 나오는 여주인공이 암이 걸렸다는데도 아무렇지 않더라고요."

시간을 초월한 듯한 표정으로 환하게 웃는 박우정 씨처럼 대다수의 여성들은 1~2년이 지나면 수술 이전의 몸 상태로 돌아옵니다. 재발 및 전이, 이차암에 대한 두려움은 여전히 떨치기 어렵지만, 다스리는 법을 터득하여 적응해나가는 시기이기도 하지요.

하지만 때로는 회복까지 긴 시간이 걸리고, 다른 이보다 더 힘겹게 지내는 여성들도 있습니다. 특히 수술 후 보조요법인 항호르몬제(타목시펜, 아로마타제 억제제) 치료를 하는 경우에는 적극적 치료가 끝난 후에도 장기간 약을 복용해야 하고, 이로 인한 부작용으로 어려움을 겪기 때문이죠.

이렇듯 일부 여성들은 치료의 부작용에서 완전히 벗어나 있지 못하지만, 분명한 점은 대부분의 여성들은 건강한 몸으로의 회복을 향해 한 걸음 더 내딛고 있다는 것입니다. 따라서 이 책에서 소개된 건강한 생활습관을 실천하고 의료진과의 지속적인 소통을 통해 적절한 도움을 받도록 하세요. 그러다 보면 어느 새 잘 적응하며 잘 살고 있는 자신을 발견하게 될 것입니다.

재발한 유방암 환자 중 92%는 수술 후 5년 내에 발생합니다. 따라서 보통 유방암 치료 후 10년 동안 이상이 없으면 재발의 위험에서 벗어났다고 할 수 있습니다. 이 시기까지 재발에의 두려움과 육체적 제약, 힘든 자기관리의 과정을 모두 겪어낸 유방암 선배들은 이제 돌아볼 줄 아는 지혜를 품고, 유방암 후배들을 향해 힘내라는 희망의 말을 전합니다.

긴 시간, 조바심 속에서 어두운 터널을 지낸 후배들을 다독이는 유방암 10년차 조현숙 씨(56세)는 수술로 암을 제거한 순간부터 암과의 결별은 이루어졌다고 말합니다.

"수술을 한 순간부터 우리 몸엔 암이 없는 거라고 생각하세요."

그런데 이 시기를 보낸 이후의 삶은 정말 유방암과 진정한 이별을 한 걸까요? 우지혜 씨도 9년 동안 정상으로 지내왔기에 안전하다고 생각하시만, 어느 순간 불쑥 울컥한 기분을 느낄 때가 있다고 도로했습니다.

"때로는 가족도, 어느 누구도 저를 이해해주지 못할 때 불쾌감까지 들죠. 아직도 나는 한쪽 가슴이 없고 활동에 제약을 받는데도 다른 사람들은 벌써 다 잊은 것 같으니까요."

비록 시간이 준 희망의 선물은 고맙지만, 여전히 잊혀지지 않는 기억은 현재를 돌아보게 합니다.

"수술 받고 10년이 넘으니까 내가 암환자라는 사실도 잊고 지내다가, 어느 날 쇼커트가 잘 어울릴 것 같다는 남편 말에 헤어스타일을 바꿨어요. 그런데 바뀐 제 모습을 보고 아이들이 울더라고요. 짧은 머리에서 예전의 고되던 시간이 떠올랐나봐요. 그제야 내가 암환자였구나 했어요. 그 힘들었던 치료도 지나고 보니 이렇게 또 하나의 추억이 되었더라고요."

단발머리가 잘 어울리는 정희선 씨는 편안한 웃음과 함께 이제는 추억이 된 그때를 더듬어봅니다. 하지만 그녀도 혼자 조용히 자신의 내면을 바라보게 되는 시간을 마주할 때면, 불현듯 번져오는 불안과 외로움을 힘겹게 달래곤 한다고 나지막이 덧붙입니다.

바로 이때문에 이정숙 씨(48세)는 자신을 고혈압이나 당뇨처럼 만성질환을 갖고 있는 환자라고 생각합니다. 유방암을 겪은 모든 여성들은 이정숙 씨처럼 꾸준히 건강을 관리해야겠다는 마음가짐으로 임해야 합니다.

정기검진을 꼬박꼬박 챙기고 운동에서 식습관까지 모든 생활을 관리하고, 자신의 몸에 소홀하지 않도록 주의해야만 두려움에서 벗어나 마음의 평화를 유지할 수 있습니다.

앞으로 이 책에서는 유방암 치료 이후에 건강을 잘 관리하고 다시 찾은 행복을 지켜내고 있는 유방암 선배들의 39가지 조언을 이야기하려고 합니다. 그녀들이 어떻게 건강한 몸으로 활기차게 살고 있는지 배울 수 있을 것입니다. 마지막 7장에서는 가족과 친구, 동료들에게 전하는 메시지를 담았습니다. 유방암을 안은 모든 여성들이 함께 어울리며 아픔이 없는 세상에서 행복해지길 바랍니다.

새로운 나와의 만남기 : 치료를 마친 직후~2년 사이

치료를 마치고 그동안 멈췄던 일상의 시계바늘이 다시 움직이기 시작하면서, 의욕은 넘치지만 몸은 피곤하고 마음은 버거울 수 있는 때입니다. 대다수의 여성들은 시간이 지남에 따라 회복되지만, 일부에서는 지속적인 고통과 함께 심각한 문제로 이어질 수 있으니 간과해서는 안 되는 중요한 시기이지요. 이때 무작정 힘든 시간을 이겨내려고 강요하거나, 혹은 모른 척 방관하지 마세요. 스스로에게 일어나는 변화를 여유롭게 받아들이며 현명하게 대처하는 마음의 성숙을 키워나가야 할 것입니다.

낯선 나와의 적응기 : 치료 후 2~5년 사이

몸과 마음이 대부분 회복되어 제자리로 돌아오는 때이지만, 일부 항호르몬제를 복용하는 경우 치료의 부작용에서 완전히 벗어날 수 없어 힘겹게 지내기도 합니다. 분명한 점은 건강한 몸으로의 회복을 위해 한걸음 내딛고 있다는 것이므로 건강한 생활습관을 실천하고 의료진과의 지속적인 소통으로 낯선 나와의 적응을 잘 해보도록 하세요.

새로운 마음으로의 다짐기 : 치료 후 5년 이상

치료가 끝났다고 해서 암의 여정이 끝난 것은 아닙니다. 암을 경험한 사람들 역시 고혈압이나 만성질환 환자처럼 자신의 몸에 소홀하지 않도록 일상에서 꾸준히 건강을 관리하는 것이 무엇보다 중요함을 명심하세요.

Chapter 2

몸이 내는 소리를 듣자

"감기만 걸려도 어디 탈이 났나, 전이가 된 게 아닌가,
이런 게 제일 하지 말아야 할 걱정들이에요.
그리고 운동도 많이 하지 말라는 사람도 있고
너무 피곤하게 하지 말라는 사람도 있고 말들이 많잖아요.
내 몸에 맞게 적당히 체력 만큼만 잘 지켜나가고
일단은 스트레스 받지 말고 밝게 살아가는 거,
그게 제일 중요한 것 같아요."

– 황효정(46세. 2010. 11, 2기 진단)

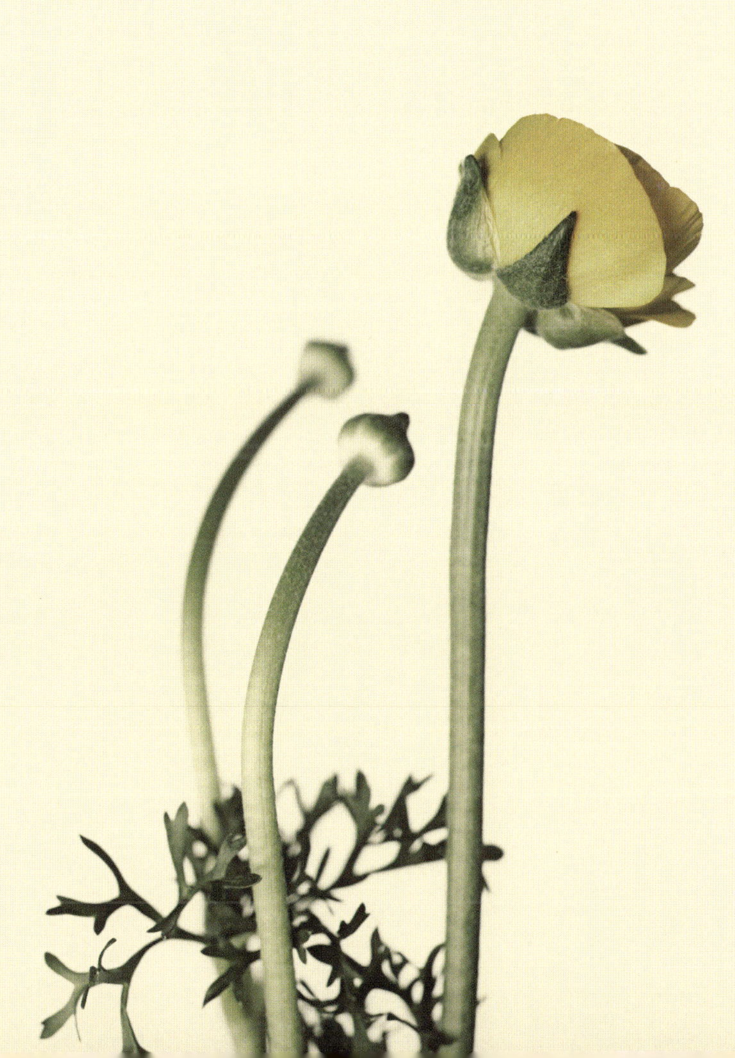

몸은 세상과 소통하고 삶을 기록하는 역사입니다. 우리 몸은 유전자를 통해서 이전 세대, 그리고 이후 세대와 이어지며 세상과 소통합니다. 한 사람의 지나온 시간과 살아온 행로는 고스란히 몸에 배어 현재 삶의 일부를 구성하고 있습니다. 먹고, 자고, 일하고, 움직이는 모든 행위와 생각이 쌓여 바로 오늘의 내가 된 것입니다.

건강한 삶을 위해서는 내 몸과의 소통이 필요한데 사람은 그렇지 못한 경우가 많습니다. 몸이 건네는 소리, 몸이 보내오는 경고를 제때 알아듣고 치유하거나 원인을 해소하면 건강하게 살 수 있을텐데 말입니다. 지금부터라도 마음을 조금만 열어본다면 몸과의 소통에서 열린 느낌이 들 것입니다.

유방암 선배들은 유방암을 겪은 이후 몸이 부쩍 예민해지고 섬세해진 것을 느낀다고 합니다. 예측할 수 없는 이러한 변화에 어떻게 적응하고 대응해야 할지 몰라 당황한 적도 많았다고 합니다.

"몸이 날씨 같아요. 잘 지내다가도 갑자기 아프곤 해요."

"모든 감각이 너무 예민해진 것 같아요."

"무슨 일을 하다가도 갑자기 너무 피곤해져요."

이러한 때에 몸에서 일어나는 크고 작은 변화에 침착하게 주의를 기울여보세요. 비가 오기 전 먹구름이 하늘을 가리듯 몸이 무엇을 필요로 하는지 알리기 위해 보내는 신호일 수 있으니까요.

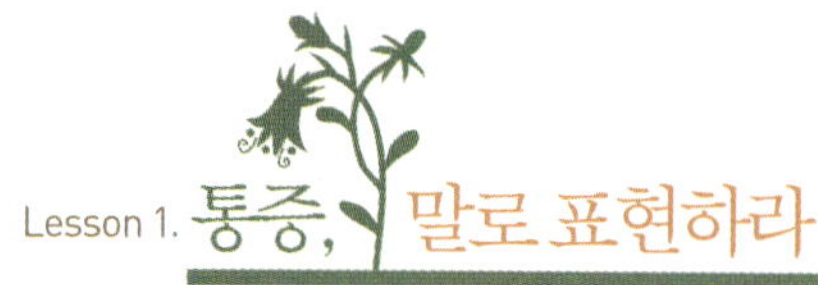

Lesson 1. 통증, 말로 표현하라

유방암 치료 이후 정도의 차이는 있지만 근육 경직이나 관절의 통증을 호소하는 이들이 많습니다. 특히 잠에서 깨어날 때면 근육과 뼈가 자신의 존재를 알리는 듯 아우성을 치고, 이런 고통 속에 비명을 삼키며 일어나야 하는 아침도 있습니다.

외국의 한 대학에서 800명 이상의 유방암 경험자들을 대상으로 치료를 마친 후 1~5년 사이에 나타나는 신체적 증상에 대해 조사한 결과, 유방암 경험자들은 치료 후에도 온몸의 전반적인 동통(신경의 통증이나 근육 등의 통증, 몸이 쑤시고 아픔)과 통증(70%), 근육 경직(64%), 관절 통증(62%), 두통(59%), 유방의 민감성(51%)과 같은 어려움을 호소한다고 합니다. 통증이 몸 여기저기에 퍼진 듯한 느낌이 들고, 이로 인해 재발에 대한 불안감을 더 크게 느끼게 된답니다.

통증이 조절되지 않는다면 한없이 커진 걱정 때문에 잠을 잘 수 없거나 일상적인 업무를 수행하기 힘들 수도 있습니다. 유방암 3년 차 정세현 씨(45세, 2010년 2월 1기 진단)도 불안감으로 많이 힘들었던 순간

몸이 내는 소리, 어떻게 소통해야 하나요?

1. 통증을 표현하세요

우리 몸에는 60조의 세포와 206개의 뼈가 한 치의 오차 없이 움직이고, 4~6리터의 피가 끊임없이 돌면서 수백 개의 호르몬과 화학물질이 상호 간에 긴밀한 협조를 나누며 균형을 유지하고 있습니다. 이 중 한 곳이라도 문제가 생기면 통증이 발생하는 것입니다. 다양한 원인 속에서 근본적인 문제를 파악하는 것도 중요하지만, 증상을 정확히 잘 표현하는 것 또한 필요합니다. 어디가, 어떻게, 얼마나 심하게 아픈지, 통증의 강도와 부위를 느끼는 대로 표현하는 것은 통증 조절을 위한 첫걸음입니다.

2. 통증의 원인을 마음대로 파악하지 마세요

장기간의 치료를 마치면 경우에 따라서는 자신이 주치의가 되는 환자들도 있습니다. 그들은 의학적인 검사나 전문가의 소견을 얻기 전에 스스로 다 안다고 생각하여 마음대로 처방을 내리는 오류를 범하게 됩니다.

앞에서 우리 몸의 정교하고 복잡한 시스템을 언급했듯이, 단순히 증상만 가지고는 병을 파악하기 힘듭니다. 자칫 잘못된 보완대체요법으로 몸을 상하게 하거나 장기간의 방치로 질병을 심각하게 만들 수도 있으니, 반드시 전문가와 상의하시기 바랍니다.

3. 통증 치료는 무엇보다 예방이 효과적입니다

통증은 예방이 중요하기 때문이 일단 의사와 간호사에게 규칙적으로 진통제를 복용하라는 지시를 받았다면 통증이 심하지 않더라도 규칙적으로 복용하세요. 통증이 심해질 때까지 기다렸다가 복용하면 약할 때보다 더 조절하기 어렵고 시간도 많이 걸리기 때문입니다.

4. 진통제 먹는다고 중독되지 않습니다

가끔 진통제에 몸이 익숙해져 효과가 떨어지는 내성은 중독과는 다릅니다. 악성 통증으로 인한 진통제 중독의 경우는 매우 드문 일입니다. 약에 대한 내성이 생기더라도 용량을 늘리거나 다른 약으로 변경 또는 추가할 수 있으므로 너무 걱정하지 마세요.

을 기억합니다.

"그때는 어지럽고 머리가 자주 아팠어요. 그러면 혹시 뇌로 전이됐나 싶고, 등도 아파서 누워 있으면 뼈로 전이됐나 싶고……. 유방이 가렵거나 아프고 겨드랑이 힘줄도 당기고 조직이 딱딱해지니까 림프부종인가 걱정되고, 없던 증세가 생긴 것 같아서 혼란스럽고 마음이 많이 힘들었어요."

그러나 사실 치료가 끝난 후 몸에서 느껴지는 증상들은 재발과 관련된 것이 아닌 경우가 대부분입니다. 따라서 몸이 보내는 신호는 놓치지 않도록 세심하게 살피되, 지나친 걱정은 금물입니다. 증상이 악화되지 않도록 잘 대처하는 데 집중하세요.

다시말해 몸의 소리에 예민하게 반응하기만 할 것이 아니라, 이상 신호를 보내는 곳을 제대로 살펴 몸과 수시로 소통하며 통증의 원인을 제대로 헤아려 보세요. 통증은 문제가 있을 때 나에게 보내는 경고의 신호일 수 있으니까요.

Lesson 2. 손발 저림, 조절할 수 있다

유방암을 경험한 여성들 중 일부는 항암제로 인해 말초신경계가 손상되어 감각신경, 자율신경, 운동신경에 이상 증상이 나타나기도 합니다. 즉 감각신경이 둔해져 손가락, 발가락이 저리거나 둔해지고 타는 듯한 느낌이나 찌르는 느낌이 생기지요. 이러한 증상으로 인해 걸을 때도 통증이 느껴지고 근육통과 함께 허약감과 피로가 따라올 수 있습니다. 또한 물건을 집거나 옷의 단추를 채우는 등의 일상 활동이 어려워질 수도 있습니다. 시간이 지나면서 이런 손발 저림 증상은 회복되지만, 수개월에서 수년까지 지속될 수도 있습니다. 하지만 손발 저림 증상이 재발과 관련된 것이 아니라고 전문가들은 말합니다.

"수술한 지 10년이 되었는데 아직도 날씨가 흐리면 팔이 저려요. 물론 아픈 횟수가 줄어들었지만, 여전히 아파요."

안타깝게도 손발 저림 증상을 예방할 수는 없겠지만, 진통제나 증상을 완화시키는 약물을 투여하면 조절할 수 있습니다. 따라서 증상이 호전되지 않을 경우 전문 의료진에게 적극적인 치료를 받을 것을 선배들은 조언합니다.

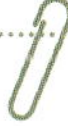

• Medical Tip •

1 손발의 감각저하시 주의사항

손발이 저리거나 감각이 떨어질 때는 일상생활에서 여러 가지 주의를 해야 합니다. 집안일을 할 때는 가능하면 장갑을 끼고, 운전이나 위험하고 정밀한 작업은 피하세요. 계단을 오르내리거나 걸을 때도 넘어지거나 미끄러지지 않도록 조심하며, 너무 뜨겁거나 찬물, 기온 저하에 노출되지 않도록 유의하세요.

2 증상완화에 도움이 되는 방법

손발 저림 증상으로 힘들다면 기분 좋은 상상을 하는 상상요법, 심호흡으로 근육을 이완시키는 이완요법, 관심을 돌리는 전환요법, 긍정적 생각으로 생활하고 행동하여 증상을 관리하는 인지행동요법이 도움이 됩니다. 말초신경의 기능 향상과 감각 회복을 위해 재활 훈련 및 수중재활운동과 물리치료, 족욕 등 여러 가지 치료 방법을 통해 증상을 완화시킬 수 있습니다.

   몸이 내는 소리를 듣자

전보다 약해진 몸과 치료 기간 동안 쌓인 피로는 체력의 한계를 느끼게 합니다. 이런 이유로 유방암 치료를 마치면 얼마 동안은 피로라는 친구가 생길 것입니다. 2008년 유방암 3기로 수술받았던 강현미 씨는 오랜 기간 동안 피로로 인해 사회생활을 하지 못했습니다.

"한 5년 동안은 체력이 많이 떨어져서 힘든 일을 하지 않았는데도 피로를 자주 느꼈어요. 특히 가장 힘들었던 게 아무것도 하기 싫었던 무기력증이었어요."

두 아이를 기르는 직장맘 김지수 씨(41세)도 체력의 한계로 1년간의 휴직이 필요했습니다.

"체력적으로 계속 방전이 돼요. 그래서 아이들한테도 '엄마 쉬어야 돼.'라고 하면서 저를 건드리지 못하게 했어요."

이처럼 돌아가야 할 일상에 가정뿐 아니라 직장이 있는 여성도 있습니다. 이런 경우 업무에 복귀하는 시기도 자신의 상태와 체력을 잘 파악해서 결정해야 합니다. 직장 복귀를 할 때 피로를 감안하지 않고 일을 맡는다면 업무수행 능률이 떨어질 수 있기 때문이죠. 이로 인해 직장 생활에서 자신감과 자존감이 떨어지는 경우가 생기기도 합니다.

피로는 에너지가 사라지기 전 몸이 보내는 경고이기 때문에 장기간 방치해서는 안 됩니다. 내 자신의 생활방식과 해소되지 않은 갈등으로 감정 소모를 하고 있지는 않은지 확인해볼 필요가 있습니다. 그렇다고 피로를 몸이 건강하지 않다는 뜻으로 해석하여 암이 재발하였다는 생각을 할 필요는 없습니다. 만일 피로의 증상이 치료가 진

행되었던 시간보다 장기간 지속될 경우
에는, 건강상의 다른 문제도 체크해봐
야 할 것입니다. 그 다음은 유방암 선
배들의 조언대로 일의 분담이나 역할
에 대해 가족과 주변인에게 도움을
요청하는 것입니다. 이러한 작은 노
력들이 피로를 극복하는 데 많은 도
움이 될 것입니다.

Lesson 4. 림프부종, 때가 되면 쉬어야 한다

유방암 수술 후 일상을 불편하고 힘들게 만드는 증상 중의 하나
가 림프부종입니다. 우리 몸에는 혈액이 혈관을 타고 온몸으로 순환
되는 것처럼, 림프액도 림프절과 림프관을 통해 운반됩니다. 이러한
림프액의 흐름이 정체되어 비정상적으로 생긴 부종이 바로 림프부
종이며, 특히 겨드랑이 림프절 절제술을 받은 경우에 발생할 가능성
이 더 커집니다.

유방과 연결된 겨드랑이 림프절은 유방암 세포가 전이되는 통로이
기 때문에 절제하는 것인데, 림프부종은 림프액이 흐르는 통로가 되
는 림프절이 동시에 없어짐으로써 생기는 후유증이 되는 것이지요.

간호사로 근무하는 김지수 씨(41세, 2009년 진단)도 치료를 마치고

  몸이 내는 소리를 듣자

직장에 복귀할 때 림프부종이 생길까봐 걱정했다고 합니다.

"일을 시작하는 건 두렵지 않은데 림프부종 때문에 조심스러워요. 수술하고 아직 회복이 덜됐기 때문에 전처럼 일하면 림프부종이 생길까봐 몸을 사리게 되고 그러다 보면 제몫을 못하는 것 같아요. 아프더니 전보다 못한다는 소리를 듣기는 싫거든요."

사람마다 정도는 다르지만 림프부종은 통증을 비롯해 여러 가지 일상생활의 어려움을 겪게 합니다. 그 영향으로 유방암을 겪는 여성들이 일상으로 복귀하는 데 걸림돌이 되는 경우가 많습니다. 때문에 림프부종은 평생토록 관리해주고 잘 다스려야 한다고 유방암 선배들은 입을 모아 이야기합니다. 다음은 그녀들이 전해주는 '림프부종'을 예방하기 위한 몇가지 조언들입니다.

| 방심하지 마세요 |

수술 후 수개월이 지나면 팔은 수술 이전과 비슷할 정도로 회복됩니다. 하지만 유방암 수술 후 림프부종은 수년 후까지도 계속되는 경우가 있습니다. 특히 수술 후 2~3년 사이에 가장 많이 발생되며, 나이가 많을수록, 체중이 많이 나갈수록 발병률은 더 높아집니다.

"일 년 만에 손에 부종이 오는 거예요. 조직이 딱딱해져서 팔을 움직이기도 힘들고 수술했을 때보다 더 아팠어요. 당겨오고, 힘줄도 뻣뻣하게 서고, 살이 불뚝 튀어 오르는 거예요. 겁이 나고 얼마나 무섭던지요. 그런데 진료를 받고 차츰차츰 가라앉더니 나아지더라고요."

갑자기 찾아왔던 유방암처럼 또 불쑥 겪게 된 림프부종 때문에 불편함과 불안 증세에 시달렸던 박이수 씨는 한시라도 방심하면 안 된다는 것을 다시 한 번 깨닫게 되었다고 합니다.

앞서 언급한 것처럼 림프부종을 완치할 수 있는 방법은 없기 때문에 무엇보다 예방이 가장 중요합니다. 수술 후 몇 년간 이상이 없다고 수술한 쪽 팔을 무의식적으로 과도하게 사용하다 보면 갑작스런 '림프부종'을 경험할 수도 있습니다. 자신의 몸을 이해하고 한계를 확인하여 방심하지 않도록 하세요.

양팔을 고르게 사용하세요

대부분의 유방암 선배들은 무리한 팔 사용은 피해야 하지만, 가벼운 운동은 림프액의 순환에 도움이 되므로 적절히 움직여주는 것이 좋다고 조언합니다.

"수술 후 팔을 가만히 놔두면 안 돼요. 불안하고 아프지만 천천히 움직이세요. 아이들 걸음마 떼듯이 천천히, 하루하루 '오늘은 이 정도까지만'이라고 정해서 해보세요"

특히 오른손잡이가 오른쪽 가슴과 림프절을 절제할 경우 일상생활에 지장을 줍니다. 유방암 11년 차 이정숙 씨는 팔의 근력 차이로 자세의 이상과 함께 목과 어깨의 강직 등을 경험했지만, 수영으로 극복할 수 있었다고 비결을 전합니다.

"수술한 팔을 여왕 팔처럼 아끼다 보니까 다른 쪽 팔이 병이 난 거예요. 설거지도 못 하겠더라고요. 그래서 수영을 시작했는데, 처음에는 힘들었지만 전신운동인데다 물을 가르고 하니까 상태가 좋아졌어요. 수영 시작 전에는 악력이 17 대 22였는데, 3년째 되었을 즈음에는 왼쪽과 오른쪽의 악력이 똑같아졌어요."

반면에 도예가 최미용 씨는 평소 양팔을 균형 있게 사용한 덕분에 오른쪽 가슴 전절제 후에도 큰 지장이 없었다고 합니다.

"저는 20년 전부터 양쪽 스틱을 사용해서 등반을 했어요. 그래서 양쪽 팔의 근육이 비슷해요. 지금도 도자기 작업할 때 수술한 오른팔을 아끼긴 하지만 가능하면 양팔을 균등하게 사용하려고 해요. 상당 부분을 왼쪽 팔이 부담하는데도 평소 단련해서 불편하지 않아요."

무의식적으로 우리 몸은 수술한 쪽 팔을 아끼려고 합니다. 그러나 몸의 균형을 위해서는 양손에 같은 힘을 주는 작업이 도움이 되며, 특히 수술 후 일정한 기간이 되면 적당하게 팔을 움직여주는 것이 중요합니다.

| 힘들기 전에 쉬어요 |

림프부종 예방을 위해서는 '적절한 때에 쉬는 것'이 가장 중요하다고 선배들은 만장일치로 강조합니다.

"당장 집에 가면 보이는 게 일인데 안 할 수도 없고, 이것저것 손대다보면 서녁에 팔이 서리고 힘들어요. 이렇게 병소보다 팔이 부럽거나 부을 때, 아프거나 조이는 느낌이 들면서 팔의 감각이 이상하거나 미열이 느껴질 때에는 무조건 팔을 쉬어주어야 해요."

유방암 멘토 김여진 씨는 림프부종으로 인해 재활치료까지 받았습니다. 유방암 초기에 무리하게 일을 하지 않겠다고 다짐했지만, 엄마와 아내의 역할을 저버릴 수 없어서 붙들었던 집안일이 그녀에겐 고된 후유증이 되었습니다. 그래서 지금은 절대로 무리가 되지 않도록 팔을 움직이고 충분히 쉬는 것을 잊지 않습니다.

림프부종 예방하기

상처와 화상 예방을 위해 집안일을 할 때는 가능한 장갑을 착용하며, 날카로운 도구 사용은 피합니다. 평소 무거운 물건을 들거나 과도한 활동은 피합니다. 어깨에 메는 가방이나 핸드백, 꽉 조이는 의류 착용은 피하고, 팔 아래쪽으로 무게가 쏠리지 않도록 주의합니다.

평소 틈날 때마다 수술한 팔 위쪽을 손으로 쓸어가며 쓰다듬어주고, 힘들면 무조건 휴식을 취해야 합니다. 가벼운 운동 전에도 준비운동을 꼭 챙겨야 하며, 운동 시 팔과 어깨에 무리를 주지 않도록 합니다.

림프부종 관리하기

림프부종이 발생한 경우에는 붕대, 탄력 스타킹, 압력펌프를 이용하여 부종 부위를 압박하거나, 가벼운 마사지로 림프의 흐름을 촉진시킵니다. 손가락으로 누르면 들어가는 초기 림프부종의 팔은 심장보다 높게 올리는 것만으로도 호전될 수 있습니다. 팔을 올릴 때는 자연스럽게 편한 상태로 바닥에서 45도 정도 각도를 유지하고 30~60분 이상은 유지해야 합니다. 눈에 띄는 변화가 있을 경우 1일 3~4회 이상 팔을 올린 상태에서 고무공을 쥐고 힘을 주었다 빼었다 하는 동작을 반복하면 더욱 효과를 얻을 수 있습니다. 소파에서 쉬거나 텔레비전을 볼 때나 잘 때 부종 부위에 베개나 쿠션을 받쳐 놓고 팔을 올리는 것도 좋은 방법입니다.

그러나 팔을 높이 올려도 좋아지지 않는다면 이미 섬유화가 진행되고 있으므로 림프부종클리닉을 찾아 치료를 받아야 합니다. 특히 주름이 없어지고 손으로 누르면 오목하게 들어가는 증상, 피부가 딱딱해져 눌러도 들어가지 않는 증상, 양팔의 둘레를 줄자로 재었을 때 2cm 이상 차이가 나거나, 상처나 감염과 함께 체온 상승이나 열을 느끼고 림프부종이 악화되는 등의 증상이 발생할 경우에는 전문의와 진료 후 적절한 치료가 필요합니다.

누구에게 림프부종이 생길 것인가는 예측하기 어렵기 때문에, 가장 손쉬운 예방법은 조심하는 것입니다. 그러나 지속적으로 수술한 쪽의 팔 움직임에 제한을 둘 경우에는 어깨관절의 운동 제한, 근력의 감소, 양손의 불균형이 올 수 있다는 것도 잊어서는 안 됩니다.

"수술 후에는 적절히 휴식을 취해야 돼요. 운동을 해야 하지만 무리하지 말고 회복 후 천천히 하세요."

또 다른 유방암 멘토 조현숙 씨도 운동과 휴식의 균형을 유지해야 한다고 강조하며, 개인의 수준에 맞게 무리하지 않는 선에서 움직여줘야 한다고 조언합니다.

그럼에도 불구하고 선배들은 사소한 불편함도 건성으로 지나치지 않고, 자신에게 관심을 갖고 배려하게 되는 것이 유방암을 안고 가는 여성들의 특혜라고 말하기도 합니다. 힘들다고 해서 남에게 기대고 쉬기만 하기보다는 '스스로를 다스릴 줄 아는 지혜'를 키워나가는 것이 바로 유방암을 이겨내는 그녀들의 비결인 셈입니다.

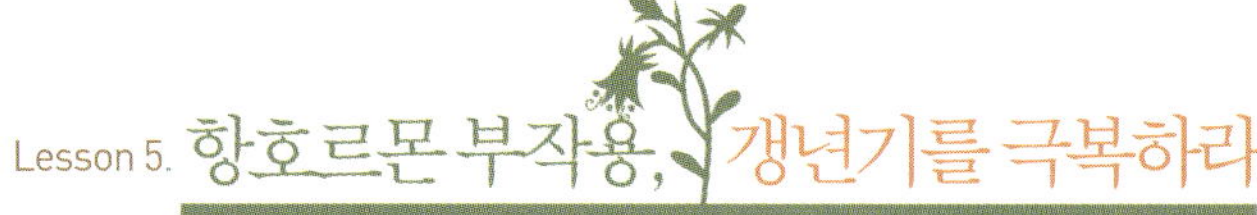

Lesson 5. 항호르몬 부작용, 갱년기를 극복하라

암 치료가 끝나고 더 이상 신체적으로 힘든 변화는 없을 줄 알았습니다. 하지만 또 다른 불청객이 찾아오기도 합니다. 바로 갱년기 증상인데요. 한국 여성의 평균 수명이 84세임을 감안해보면, 유방암의 연관 관계를 떠나 폐경 이후의 삶이 일생의 1/3을 차지하고 있다는 사실만으로도 갱년기 증상은 여성들에게 큰 고충이 아닐 수 없습니다. 20~40대의 젊은 유방암 환자들에게는 더욱 난감하고 당혹스러운 일입니다. 나이가 들면 언젠가는 겪을 일이라고 위로해보지만, 힘들게 치료를 끝내고 항호르몬제를 복용할 뿐인데 갱년기라니 왠지 억울하고 막막한 심정입니다.

여성의 자연적인 신체 변화 과정 중 하나로, 나이가 들면서 난소 기능이 노화되고 이로 인해 배란과 여성호르몬 생산이 중단됩니다. 이를 폐경(약 1년간 생리가 없을 때)이라고 하는데, 흔히 전후 약 4~7년간의 기간을 갱년기라고 합니다.

유방은 난소에서 분비되는 여성호르몬, 즉 에스트로겐의 영향을 받는 기관입니다. 평소에는 유방의 정상적인 발육과 발달에 필수적이고 고마운 호르몬이지만, 유방암의 발생과 진행에도 관여하기 때문에 유방암 재발을 방지하기 위해 항호르몬제를 복용하게 됩니다.

그런데 폐경 전의 젊은 환자에게도 항암제와 항호르몬 치료에 의해 인위적인 조기폐경이 올 수 있습니다. 이로 인해 나이보다 일찍 갱년기를 겪게 된 여성들의 심리적 불안감은 더 커질 수밖에 없습니다.

그렇다면 과연 에스트로겐이 무엇이기에 이를 차단하면 몸이 힘들어질까요?

에스트로겐은 주로 여성의 난소와 뇌의 시상하부에서 분비되며 임신과 출산에 영향을 준다고 알려져 있습니다. 이 호르몬은 가슴을 예쁘게 만들고 질액이 분비되게 하며, 모발과 피부에 윤기와 탄력을 주어 여성 몸 전반의 건강과 아름다움을 책임지고 있어 중요합니다. 또한 HDL콜레스테롤을 증가시켜 동맥경화를 막아주고, 칼슘의 흡수를 도와 뼈를 튼튼하게 하고 관절염 발생을 예방해줍니다.

하지만 여성에게 꼭 필요한 에스트로겐은 유방암 세포가 성장하고 증식하는 데도 기여하여 재발의 원인이 될 수 있기에 이를 억제하는 것이 필요합니다. 이렇게 호르몬 치료는 재발을 예방하는 데 효과적이지만 여러 가지 부작용도 겪게 합니다. 즉 안면홍조, 뼈와 근육통증 동반 및 골다공증, 불면증, 건망증, 우울감, 발한과 발열, 가슴이 두근거리는 심계항진 등 전형적인 갱년기 증상이 나타나는 것이지요.

힘든데 계속 먹어야 하나요?

유방암 치료 8개월째로 접어든 김혜명 씨(40세)는 항호르몬제가 그녀가 가장 두려워하는 재발을 예방할 수 있다는 것을 알고 있지만, 생활에 지장을 줄 정도로 힘든 부작용 때문에 차라리 약을 그만 먹을까 고민한다고 토로합니다.

"약 먹으니까 땀이 너무 나서 힘들어요. 자다가 추워서 이불을 끌어와 덮다가도 갑자기 온몸이 불덩이가 되어 더워서 미치겠어요. 너무 힘든데 이걸 누구한테 얘기도 못하겠어요. 나이도 어린데 폐경 증상이라고 하면 사람들도 이해하기 힘들겠죠. 앞으로 몇 년을 더 먹어야 하는데, 계속 이런 상태라면 생활하기가 너무 힘들어서 못 먹겠어요. 그 약, 안 먹으면 안 돼요? 선생님이 먹어야 한다니까 먹기는 하는데, 그 독한 약을 계속 먹어야 되나 회의가 들어요."

다행히 항호르몬 치료를 받는 여성 중 약 2/3는 안면홍조와 같은 가벼운 증상을 경험합니다. 하지만 김혜명 씨처럼 일부 여성들은 심

갱년기에 관한 톡톡톡

▶시간의 힘으로 버틴다

갑자기 열나는 게 제일 힘들어요. 겨울은 좀 낫지만 여름에는 에어컨을 틀어도 막 열이 나요. 특히 자다가 한 번씩 땀이 나면 깼다가 다시 잠들기가 어렵죠. 겨울에는 차라리 괜찮은데, 여름에는 너무 힘들어요. 그럴 때마다 '아! 이래 봤자 5년이면 끝나는데.' 하면서 견디죠. 이건 (병에 비하면) 작은 증상들이니까요. – 놀바덱스 2년째 복용 중

▶마음으로 받아들인다

지금은 추워서 이렇게 머플러를 목에 감고 왔지만, 갑자기 땀이 송송송 맺히곤 해요. 그런 증상이 하루에 두세 번 이상 나타나는 것 같아요. 원래 제가 추위를 많이 타는 사람이었는데 요즘엔 한겨울에도 열이 오르곤 해요. 그런데 지내면서 '있는 그대로 받아들여야지' 하는 마음이 생기더라고요. – 놀바덱스 3년째 복용 중

▶그 자리를 피해본다

갱년기 증상을 모두 겪었어요. 그중 가장 힘든 건 발한 같아요. 집에 있을 때는 상관없는데, 직장에서 점심 식사나 회식 자리에서 겨울인데도 불구하고 갑자기 땀이 나면 당황스럽고 화장도 엉망이 돼요. 땀나기 전에 머리 끝에서 뭔가 증상이 나타나면서 긴장되고 불안해지고요. 그래서 늘 손수건을 갖고 다녀요. 찬바람 쐬는 것도 두움이 되는데, 가장 좋은 방법은 전화 받는 척 밖에 나가서 잠시 땀을 식히는 거죠. – 놀바덱스 3년째 복용 중

▶의료진과 상의한다

8개월간은 더워서 잠을 못 자고, 한동안은 하혈인지 생리인지 모를 증세에 놀라서 산부인과를 찾았어요. 다행히 생리라는데 질 분비물도 많아서 하루에 속옷을 몇 번씩 갈아입었어요. – 놀바덱스 5년 복용 마침

▶운동을 한다

너무 관절통이 심해서 어쩔 때는 손을 잘라 버리고 싶을 정도로 고통스러워요. 거친 일을 하는 사람처럼 손 마디마디가 굵어지고요. 너무 힘들어서 파라핀 치료도 해봤지만 그때만 시원할 뿐이죠. 지금도 아파서 요가와 수영을 하고 있는데 훨씬 도움이 돼요. –아리미덱스 1년째 복용 중

▶다른 일에 집중한다

사실 저는 약을 안 먹어도 그런 증상이 있을 나이지만, 뼈 마디가 아파서 통증클리닉을 자주 이용했더니 도움이 많이 됐어요. 그리고 다른 일에 집중하면 통증이 덜 느껴져서

웃음치료도 받고 봉사도 하면서 계속 움직이려고 해요. 마사지를 받는 것도 괜찮아요.
– 아리미덱스 5년 복용

▶감정에 충실해본다

등에서부터 열이 후끈 달아올라요. 오죽하면 남편하고 싸우고 난 후 잘 때면 저 인간이 물을 뿌렸나 싶을 정도로 이불이 흠뻑 젖어 있어요. 그리고 누가 싫은 소리 하면 예전에는 그냥 그런가보다 했는데, 지금은 달라졌어요. 어느 정도 꾹 참다가 저도 모르게 소리를 지르면서 속된 말로 뚜껑이 열리는 거예요. 누가 불 '火(화)' 자가 두 개 모이면 염증이 생기는 그 '炎(염)'이 된데요. 뭔가 뚜껑을 열어서 열기를 빼줘야 염증이 안 생긴다고 하더라고요. 그래서 합리화라고 생각하면서도 뚜껑 열릴 때면 감정대로 내버려두곤 해요.
– 놀바덱스 5년 복용 마침

▶사고를 전환한다

유방암 진단을 받기 전에도 갱년기 증상이 있어서 운동하고 호르몬제도 처방받아 먹었어요. 요즘도 가슴은 도둑질이라도 한 것처럼 두근두근거리고 골반도 아프고 그래요. 그럴 때마다 충격요법으로 극복해요. 지인이 네팔 여행을 갔다가 너무 처참한 환경의 아이들을 보고 충격이 커서 '나는 정말 행복한 사람이구나. 갱년기쯤이야.' 하면서 극복했다는 이야기를 들었어요. 저는 사실 지금도 갱년기 증상이 심한데, 암이라는 충격 때문에 '이만한 것쯤이야'라고 아예 의식을 안 하는 거죠. 큰 충격으로 작은 고통을 이겨내는 것, 생각을 다르게 해보는 것이라고 할 수 있겠죠. – 아리미덱스 2년째 복용 중

▶자연스런 과정이라고 생각한다

일을 하다 보면 얼굴이 빨개지고 등으로도 땀이 흘러요. 그럴 때는 방법이 없으니까 잠시 가만히 있어요. 빨리 가라앉으라고. 그래도 일을 해야 했기 때문에 일 년 넘도록 자연스럽게 겪어낸 것 같아요. 땀이 날 때는 스포츠 러닝처럼 수분 흡수 잘되는 속옷을 하나 갖고 다니면서 갈아 입었어요. 자연 폐경은 사춘기처럼 겪어야 할 과정으로 자연스럽게 받아들여야 할 것 같아요. – 자연 폐경

▶공감할 사람을 찾는다

제가 항암 치료를 할 때 엄마도 갱년기를 겪고 계셔서 서로 공감이 많이 되었어요. 지금은 서로 웃으면서 얘기해요. – 항암 치료 후 인공적 폐경

각한 부작용으로 치료 중단을 고려하거나, 실제로 복용을 하지 않는 경우도 많습니다. 먹기만 하면 될 줄 알았던 항호르몬제가 어떤 여성에게는 일상이 흔들릴 만큼 큰 여파를 가져오기도 합니다.

그렇다면 왜 이렇게 힘든 과정을 겪으면서도 복용을 지속해야 할까요? 그 이유는 현재까지 나온 어떤 방법보다 재발과 생존율을 높였기 때문입니다. 최근까지 밝혀진 타목시펜의 치료 효과에 대한 연구 결과만 봐도 재발을 방지하여 생존율을 25% 이상 증가시켰고, 새롭게 생길 수 있는 발생률을 40% 이상 감소시켰습니다. 또한 유방보존수술을 한 여성의 유방 내 재발률을 30% 이상 감소시켰습니다.

부작용 때문에 힘들다고 섣불리 포기하기에는 항호르몬 치료의 재발 방지 효과와 그 역할이 월등히 높기 때문에, 현실을 보다 냉철하게 직시하고 조절하는 노력이 필요할 것 같습니다. 또한 타목시펜 복용 후 부작용으로 열감이 발생하면 타목시펜의 활성체 농도가 높아 치료 효과도 좋다는 최근의 보고가 있기 때문에, 이러한 점을 참고하여 긍정적으로 생각하고 전문가와 상의하여 치료를 진행하는 것이 좋겠습니다.

| 이것만은 잊지 마세요 |

타목시펜의 경우(장기간 복용 시) 부작용으로 안면홍조, 생리불순, 질 분비 감소 및 뇌졸중이나 혈전증 발생 위험이 높아지며, 미국의 경우 타목시펜 치료를 받는 환자 1,000명당 1~2명에서 자궁내막암이 발생된 바 있습니다. 타목시펜 치료 후 자궁내막암은 국내에서는 아직까지 거의 발생되지 않았지만, 드물게 60세 이상(발생률의 90% 이상)의

환자에게서 나타나는 경우가 있으니 간과해서는 안 될 부분입니다. 따라서 비정상적인 자궁출혈이 지속되는 경우에는 산부인과 진단을 받거나 의료진과 반드시 상의해야 합니다.

또 다른 제제인 아로마타제 억제제를 복용하는 경우에는 타목시펜에 비해 안면홍조, 질 출혈, 질 분비, 혈전 및 색전증, 자궁내막암 등의 부작용이 적은 반면에, 관절통, 근육통, 골다공증, 골절 등 근골격계 부작용은 더 많은 것으로 알려져 있습니다. 따라서 예방적으로 규칙적인 운동과 칼슘이 많은 음식을 섭취하며, 필요한 경우 의료진과 상의하여 칼슘제를 복용하도록 하세요. 단, 골절 예방을 위해 무리한 운동은 피해주셔야 합니다.

| 폐경기 증상, 생활습관을 바꾸자 |

폐경기 증상은 다양하게 나타나지만, 대부분의 증상들은 생활습관을 바꾸면 극복할 수 있습니다. 예를 들면 안면홍조 증상을 예방하기 위해 더운 장소는 피하고 겨울에는 옷을 여러 겹 입고 있다가 더울 때 벗도록 하고, 부채나 미니선풍기를 휴대하는 것입니다. 매운 음식은 줄이고, 콩류나 이소플라본보충제, 비타민 E를 섭취하는 것도 좋습니다. 무엇보다 스트레스를 피하고, 증상이 심한 경우 의사와 상의해 증상 완화를 위한 약을 복용할 수도 있습니다.

질 건조와 성교통을 겪는 경우는 섹스 파트너에게 고통을 이야기하고 함께 풀어가는 것이 좋습니다. 성행위를 하기 전 좀 더 즐겁고 편한 시간을 가지고 애무나 다른 신체 접촉을 느껴보는 것도 도움이 됩니다. 그래도 힘들다면 질 윤활제를 이용하거나 의사와 상의하여 에스트로겐 크림이나 질정을 사용하는 방법도 있습니다.

뼈가 약해지는 골다공증을 예방하기 위해서는 하루 20분 정도 주 3회 이상 운동하며, 매일 1,000~1,200mg의 칼슘을 섭취합니다. 또한 짠 음식은 피하고 우유, 오렌지, 치즈, 표고버섯 등 고칼슘이 들어 있는 식품을 섭취하는 것이 좋습니다. 비타민 D 흡수를 위해 주 2회 이상 15분간 햇볕을 보는 것이 좋습니다. 반면에 담배는 절대 피해야 합니다.

심장질환을 예방하기 위해서는 동물성 지방, 단 음식, 정제된 가공식품을 줄이고 정상 체중을 유지하세요. 주 3~5회 지속적으로 운동하고 금연·금주는 필수입니다. 콜레스테롤 수치와 혈압이 높은 경우는 의사와 상의해 약을 처방 받으세요.

방광, 요도계 문제는 케겔운동으로 요도 근처의 근육을 키워야 합니다. 요도 근육이 약해지면 요실금이 생길 수 있으므로 소변을 오래 참지 말고 문제가 생기기 전에 방광을 비웁니다. 그래도 증상이 심하면 의료진과 상의하여 약물 및 수술 치료를 받도록 하세요.

극심한 기분 변화로 괴롭다면 다음과 같은 스트레스 관리법을 익혀보세요. 요가 등으로 마음과 몸을 안정시키는 것도 좋고 운동을 늘려서 집중해보는 것도 좋습니다. 지지그룹에 참여해 마음을 터놓고 대화를 나누는 것도 도움이 됩니다. 증상이 지속된다면 정신전문 건강 의료진과 상의하여 적절한 시기에 상담을 해야 합니다.

몸이 내는 소리를 듣자

 # 골다공증, 단단하게 관리하자

당신은 여성인가요? 당신은 동양인인가요? 당신은 나이가 들었나요? 당신은 폐경기를 지나고 있나요? 당신은 항호르몬제를 복용하고 있나요?

만약 여러분이 위에 해당된다면 골다공증 위험인자 중 일부를 갖고 있다고 볼 수 있습니다. 골다공증 발병 이유는 다양하여 조절하기 어렵지만, 분명한 것은 예방에 도움이 될 수 있는 방법이 있다는 것입니다. 즉, 골다공증은 나이가 들었다고, 항암 치료를 했다고 당연하게 맞이해야 하는 것이 아닙니다. 미리 포기하지 말고 지금부터라도 몸과 뼈에 대한 바른 이해와 실천으로 자신 있고 당당하게 뼈 건강을 유지하세요.

겉으로 보이지는 않지만, 우리의 뼈는 오래된 것이 새로운 뼈로 교체되면서 강도를 유지하고 있습니다. 그런데 이때 골흡수가 된 후 그 자리에 다시 뼈가 만들어져 균형을 이루는데, 어느 순간 균형이 깨져 골흡수가 더 많아지면 교체되는 뼈가 그 속도를 따라잡지 못해 골밀도가 감소하게 됩니다. 그리고 나이가 들면서 골밀도의 감소는 더 심화되면서 정상적인 뼈에 비해 약해지기 때문에 작은 충격에도 쉽게 골절을 일으키는 골다공증이 진행됩니다. 따라서 나이가 들면 떨어지는 낙엽과 같이, 작은 충격에도 뼈가 골절될 수 있기 때문에 사고에 주의해야 합니다. 더욱이 폐경기를 겪는 여성은 매년 약 5%씩 골이 소실되면서 골다공증의 위험에 쉽게 노출됩니다.

폐경기 전의 여성에게도 골다공증은 예외가 아닙니다. 다수의 여

골다공증 예방법

하나, 칼슘과 비타민 D를 섭취하자

① 칼슘과 비타민 D

뼈가 약해지면서 나타나는 골다공증에는 최소 하루 1,000mg의 칼슘 섭취도 중요하지만 먼저 비타민 D에 집중해야 합니다. 비타민 D는 체내 뼈를 튼튼하게 하는 칼슘과 인의 흡수를 15% 증가시켜서 골밀도를 증가시키는 중요한 역할을 하기 때문이죠. 비타민D 하루 섭취량은 5μg으로 59세 이상 성인, 임신부와 수유부는 일반인의 2배인 10μg의 양이 필요합니다.

② 햇빛 치료

비타민 D를 가장 손쉽게 얻는 방법은 햇볕을 쬐어 피부세포로 하여금 자체 생성하게 하는 것입니다. 최근에는 자외선을 오래 쪼이면 피부 노화가 촉진되고 피부암을 일으킬 수 있다는 인식 때문에 자외선 차단 크림을 바르면서 비타민 D 부족 현상도 많아졌습니다. 특히 겨울철에는 일조량 부족과 야외 활동이 적어지면서 비타민 D 결핍이 되기 쉬운데, 하루 15분간 일주일에 2~3회 얼굴, 손, 발 등의 부위를 노출시키는 것이 중요합니다.

③ 영양 튼튼

칼슘은 저지방 우유, 요구르트, 치즈 등 유제품과 멸치, 뱅어포 등 뼈째 먹는 생선 등에 다량 함유되어 있습니다. 다시마, 가다랑어, 양배추, 오렌지, 해조류 등에도 들어 있습니다. 단, 탄산음료와 커피 등 카페인은 칼슘의 흡수를 방해할 수 있으므로 자제하며 또한 짠 음식도 피해야 합니다.

비타민 D 함유 식품으로는 등 푸른 생선, 동물의 간, 달걀노른자, 버섯 등이 있으며, 함유량(μg/100g)은 연어 32, 청어 22, 마른 표고버섯 17, 생 표고버섯 2, 참치 5, 우유 4, 달걀(전란, 삶은 것) 3, 버터 2 순으로 많습니다.

둘, 운동으로 기초를 튼튼히 하자

골절이 될까 무서워 몸을 사리고 움직이지 않는다면 오히려 골 소실이 증가하여 골다공증을 악화시킬 수 있습니다. 적당한 운동은 꼭 필요한 골다공증 예방법으로, 특히 체중이 실리는 운동을 통해 뼈를 튼튼하게 만들고 근육을 단련시킬 수 있습니다. 줄넘기, 조깅, 계단 오르기, 테니스, 에어로빅 등의 체중 부하

운동은 1주일에 4~5회, 한 번에 30~40분 정도 하는 것이 좋습니다. 또한 골다공증에 매우 효과적이면서도 가장 쉽게 할 수 있는 걷기 운동은 무리하게 오래 걷기보다 하루에 30분 정도 하는 것이 좋습니다.

셋, 전문가의 도움을 받자

칼슘보충제를 섭취하거나 뼈가 파괴되는 기능을 억제하여 뼈가 약해지는 것을 막아주는 약물치료 등 전문가의 진료를 통한 치료를 적절한 시기에 받는 것이 매우 중요합니다.

넷, 낙상을 예방하자

무엇보다 주위 환경을 개선하는 것이 중요합니다. 걷다가 걸려서 넘어지지 않도록 보행에 방해가 되는 전선 코드나 카펫 등을 잘 정리하며, 미끄러지기 쉬운 목욕탕, 겨울철 빙판길 등을 다닐 때는 조심해야 합니다. 어두운 곳은 꼭 불을 켜고 다니며, 시력이 좋지 않으면 시력교정을 통해 넘어질 가능성을 낮추어야 합니다. 또한 진정제 등의 약물 사용 시 어지러움과 기립성 저혈압을 경험할 수 있으므로 체위 변동에 주의합니다.

성들은 항암 치료를 받는 과정에서 인위적으로 난소 기능이 억제되면서 조기폐경 증상을 겪습니다. 또한 항암 치료 대신 난소억제 주사 치료를 진행하는 경우에도 골밀도 감소 증상이 나타날 수 있습니다. 하지만 침묵의 질환인 골다공증은 자각 증상이 별로 없어 자신도 모르게 가벼운 외상에도 골절이 발생할 수 있습니다. 이로 인해 생긴 통증과 신체 변화는 일상 생활을 제한시켜 삶의 질을 떨어뜨립니다. 따라서 골강도를 증가시키기 위해 무엇보다 위험인자를 교정하고 예방하는 것이 중요합니다.

　그러나 많은 이들이 골다공증에 대해 명확히 알지 못해 예방도 제대로 못하고 있는 실정입니다. 유방암 6년 차 김정인 씨 역시 최근까지 뼈 전이 검사와 골다공증 검사를 혼동한 채, 골다공증 검사를 받고 있다고 안심하고 있었습니다.

"뼈 검사는 전이 여부를 아는 것이고, 골다공증 검사는 따로 해야 되네요. 치료 전에는 무릎이 아파서 골다공증 검사를 한 번 했는데 항암제 맞고 나서는 안 해봤거든요. 아플 때 무심코 넘어가지 말고 염두에 두어야겠어요."

이처럼 위험요인을 안고 있다면 꾸준한 검사와 함께 적절한 시기에 전문가와 상담하여 치료를 받아야 합니다.

Lesson 7. 기억력, 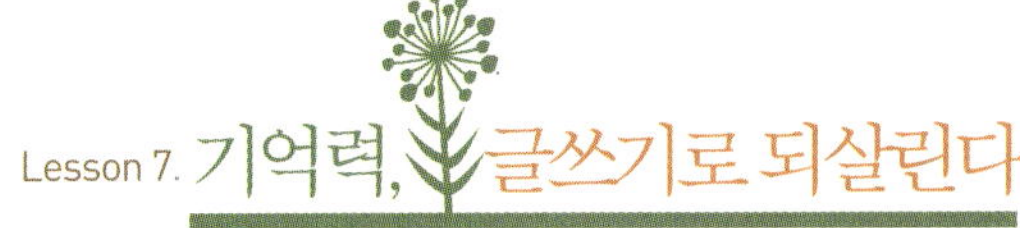 글쓰기로 되살린다

유방암을 경험하는 동안 여성들은 매우 격렬하고 많은 감정 소모를 하게 됩니다. 유방암이라는 충격으로 감정의 기복을 오가다보면 야해지는 것은 기력뿐 아니라 집중력과 기억력도 떨어진다고 선배들은 토로합니다.

"머리가 나빠지고 건망증도 많이 심해졌어요."

"머리를 쓰려고 하면 긴장이 되나 봐요. 일을 못해요. 책도 내용을 깊이 알려 하지 않고 소리 내어 읽기만 해요."

"집중력, 학습 능력도 떨어지는 것 같아요."

이처럼 항암 치료를 한 여성들은 기억력 저하, 즉 '머릿속에 안개'가 낀 것 같은 인지기능 저하 현상이 생기게 됩니다. 이른바 '케모브

    몸이 내는 소리를 듣자

레인(Chemo-Brain)'을 경험하게 되는 것이지요.

최근 미국 웨스트 버지니아 대학병원의 진단영상의학 전문의 레이 첼 라고스 박사는 유방암 환자 128명을 대상으로 항암 치료 후 뇌의 대사활동 변화를 관찰한 결과, 단순한 느낌이나 우울증이 기억력 저하를 만드는 것이 아니라 실제 기획하고 결정을 내리는 뇌의 영역에서 에너지 사용이 줄어드는 뇌 기능의 변화 현상이 나타난다는 연구 결과를 발표했습니다. 떨어진 기억력 상태에서도 현명하게 생활할 수 있는 방법은 무엇인지 조언을 들어보겠습니다.

| 스스로 치유하자 |

기억력 저하로 인한 불편함은 소소한 일상은 물론 직장에서의 업무, 사회적 관계에서도 크고 작은 영향을 미치게 됩니다.

2009년 유방암 진단을 받았을 때 노은숙 씨는 수험생 자녀를 둔 엄마였습니다. 그래서일까, 1년간 치료를 받은 후에도 쉽게 피로하고 지치는 육체적 한계 속에서 자꾸만 흐려지는 기억력 때문에 그녀의 고충은 더해졌습니다.

"아이 시험 때 교과서를 같이 봐주면, 그 순간에는 책을 한 번만 봐도 다 설명해주고 요점정리까지 돼요. 그런데 다음날 아침이면 머릿속이 캄캄한 거예요. 어제 대체 뭘 했지, 아득해지더군요. 당시에 아이가 수험생이다보니 밤에 잠을 적게 자려고 했거든요. 그러면 가끔씩 낮잠으로 보충을 해야만 하는데, 30분 정도 짧게 자는 게 아니라 한 세 시간 정도 자야 좀 풀리곤 했죠."

노은숙 씨는 유방암 치료 후에 지치고 힘들다보니 불량엄마가 된 것 같다고 미안함이 배인 한숨을 내쉬기도 했습니다.

그러나 그녀의 경험 속에서 알아야 할 것이 있습니다. 수면 부족은 기억력 저하와 밀접한 관련이 있으므로 평소 충분히 수면을 취해야 하며, 낮잠은 30분 이내로 줄이는 것이 좋습니다. '잊어버리는 건 자연스러운 일이야. 나이가 들고 아팠으니 당연하지.'라며 기억력 저하나 집중력 장애를 등한시한다면, 나중에는 허탈감과 혼란 등 정서적 불안정을 초래할 수도 있습니다. 또한 이러한 과정이 자신감 상실로 이어져 대인관계나 업무능력의 저하 등 일상생활 복귀에 방해요소로 작용할 수도 있기에 경계해야 합니다.

무엇보다 스스로 치유하고자 하는 마음을 다지고 노력하는 자세가 중요하다고 유방암 선배들은 말합니다. 물론 이런 일들로 인해 매번 스트레스를 받는 것은 피해야 하며, 변화는 겪을 수밖에 없지만 점차 나아질 거라는 마음으로 자신의 실수에 대해 너그러워져야 한다고도 덧붙입니다. 유방암 3년 차 정세현 씨는 기억력 저하로 인한 문제를 생산적인 방법으로 극복했습니다.

"완치되려면 5년이 지나야 하잖아요. 어차피 그 시간을 보내야 하니까 그동안 에너지를 다른 데 쏟아야겠다고 생각했어요. 그래서 농수산물 자격증 공부를 했지요. 그런데 기억력이 예전과 달라서 숫자 하나 외우고 돌아서면 까먹고, 돌아서면 까먹고 하니까 10번을 반복해야 비로소 머리에 박히는 거예요. 예전과는 기억력에 차이가 많이 있더라고요."

충전이 되지 않는 건전지처럼 쉽게 방전되어버리는 기억력을 붙잡기 위해 끊임없이 노력한 결과, 농수산물유통관리사 자격증을 손에 쥔 그녀는 덕분에 새로운 인생을 계획 중이라고 합니다. 자칫 절망과 싸우느라 지쳐버릴 수도 있었을 투병 기간을 새로운 삶을 준비하는 재충전의 시간으로 삼은 그녀에게서 위기를 기회로 바꾸는 지혜를 배우게 됩니다.

| 메모는 기억보다 강하다 |

유방암을 겪기 전에도 건망증이 심했던 안수임 씨는 잊지 않기 위해서는 글로 남기는 과정이 필요하다고 강조합니다.

"평상시도 건망증이 심해서 습관적으로 메모를 하기 시작했어요. 메모를 해두면 나중에 도움이 많이 되거든요."

교사라는 직업상 기억력은 중요하지만, 2010년 5월 유방암을 진단 받은 후 심해지는 건망증을 평소의 메모하는 습관으로 이겨낸다고 합니다. 실제로 메모하는 습관은 기억을 되살리는 데 도움이 되며, 생각을 정리하는 데도 힘이 됩니다. 단순히 일상에서 해야 할 일들이나 약속뿐만 아니라 문득 떠오르는 아이디어나 생각, 인생 계획, 매일의 일상을 기록하고 메모하다 보면, 창의적이고 생산적인 아이디어로 발전될 수도 있습니다. 종이와 펜 혹은 스마트폰과 같은 간단한 도구의 도움을 받아 작성한 메모가 모이면 유방암 이후의 삶에도 도움이 될 수 있습니다. 물론 습관화되지 않으면 막상 기록할 상황이 되어도 메모를 잊을 수도 있고, 평소 종이와 펜을 챙기지 못하거나 귀찮아서 다음으로 미룰 수도 있습니다. 그렇다 해도 메모를 하는 것에 부담을 갖거나 숙제처럼 생각하면 안 됩니다.

메모를 하는데 특별한 형식은 없으며, 어느 곳이든 편한 장소에서 순간순간 떠오르는 심상이나 생각들을 적으면 됩니다. 현재 겪고 있는 유방암 치료 과정부터 시작해보는 것도 좋겠죠. 진료 일정, 약속, 업무 내용, 꿈, 목표 등 글을 통해 자꾸만 생기는 구멍을 메우다 보면 일상을 보다 촘촘히 채워갈 수도 있을 겁니다.

또한 '메모를 하는 것은 잊어버리기 위해서다'라는 말도 있듯이 메모를 생활화하되 모든 걸 다 기억하고 정리하기 위해 애쓸 필요는 없습니다. 메모를 통해 기억할 것과 잊어버릴 것을 정해서 '선택과 집중'을 함으로써 뇌의 부담을 덜어주고, 최소의 노력으로 최대의 효과를 낼 수 있습니다.

일기나 짧은 수필 등 글쓰기를 통해 집중력을 키우는 것도 기억력 회복에 도움이 됩니다. 글쓰기에 익숙하지 않은 사람들은 짧은 글쓰기도 부담스러워할 수 있지만, 형식은 상관 없이 새로운 화젯거리에 대해 편지나 이메일을 써보세요. 그저 글을 통해 내면의 고민을 털어놓고 감정을 진솔하게 담으면 됩니다. 유방암으로 인한 변화나 치료 관련 등 자신의 일상 이야기를 적어나가는 것도 좋고, 짧은 일기부터 시작하는 것도 괜찮습니다. 중요한 것은 자꾸 쓰는 행위를 통해 우리 뇌를 학습시키는 것이니까요.

해보기도 전에 무조건 어렵다고만 생각하지 말고, 한 번 도전해보세요. 자꾸만 휘발되는 생각을 적어두는 일을 반복하다 보면, 어느새 사라지는 기억에 대한 불안감에서 벗어날 수 있을 겁니다.

  몸이 내는 소리를 듣자

메모든 글쓰기든 세상을 글로 담아보기 시작했다면 일상의 소소한 즐거움들로 수첩을 채워보는 것은 어떨까요? 기억력과 집중력 저하로 일상이 무미건조할 때 새로운 자극과 재미를 익혀나가는 것도 도움이 될 수 있습니다.

"요즘 어릴 때 타본 자전거를 다시 배우고 있어요. 한 가지 배우고 나니까 또 욕심이 생기는 거예요. 그래서 자전거 다음에는 컴퓨터를 배워 볼까 해요. 컴맹이거든요. 유방암을 겪고 긍정적으로 변하면서 요즘에는 뭔가 해보고 싶은 의욕이 생겼어요. 그래서 무엇이든 하나씩이라도 배워야 되겠다는 생각이 들어요."

직장을 다니느라 못 해본 것이 많다는 45세의 이윤주 씨(2011년 2기 진단)는 유방암을 겪으면서 새로운 세상에 대해 도전하고 싶은 의지가 생겼습니다. 그녀는 자신 안에 숨어 있던 감각들을 깨우면서 에너지를 얻었습니다. 쳇바퀴 돌 듯 반복적인 직장생활에도 활력이 생기고, 마음의 전환이 되어 유방암을 이겨내는 데도 도움이 되었다고 말합니다. 기억력을 좋아지게 하고 더 나은 삶을 위한 일들은 생각보다 소소한 것들에서 찾을 수 있습니다. 자신을 극복하고 세상을 변화시킨 사람들의 강연을 듣거나, 좋아하는 그림 감상을 통해서도 삶에 대한 에너지와 즐거움을 얻을 수 있습니다. 힐링 에세이를 통해 스스로를 돌아보고, 저마다의 깨달음이 담긴 자기계발서를 읽는 것도 인생의 방향을 정하는 데 도움이 될 것입니다. 일상에서 또는 가까운 곳에서 작지만 미소를 샘솟게 하는 즐거움들을 찾아보세요. 기억력 향상을 위한 나만의 열쇠를 찾을 수 있을 겁니다.

Lesson 1. 통증, 말로 표현하라

통증이 조절되지 않는다면 걱정이 커져 잠을 잘 수 없거나 일상생활에 방해가 되기 때문에 힘들 수도 있습니다. 몸의 이상 신호를 보내는 곳을 제대로 살피고 통증의 원인을 파악하여 의료진과 소통하도록 하세요.

Lesson 2. 손발 저림, 조절할 수 있다

항암 치료 후 말초신경계가 손상되어 생기는 손발 저림 증상은 재발과 관련된 것이 아닙니다. 손발 저림 증상을 예방할 수는 없지만, 진통제나 증상을 완화시키는 약물 투여 시 조절할 수 있으니 전문 의료진에게 적극적인 치료를 받으세요.

Lesson 3. 피로, 극복할 수 있다.

피로는 에너지가 사라지기 전 몸이 보내는 경고이므로 장기간 방치하지 마세요. 자신의 생활방식과 해소되지 않는 감정 등을 헤아려 볼 필요가 있으며, 오래 지속되지 않도록 일의 분담이나 역할에 대해 주변에 도움을 요청하세요.

Lesson 4. 림프부종, 때가 되면 쉬어야 한다.

림프부종은 예방이 가장 중요하므로 생기지 않도록 평소 잘 다스려줘야 합니다. 수술 후 수년 후에도 발생할 수 있으므로 힘들기 전에 쉬어주고, 방심하지 않도록 신경 써야 합니다. 하지만 겁이 나서 양팔을 고르게 사용하지 않을 경우 자세의 불균형이 올 수 있으니 적당하게 팔을 움직여주세요.

Lesson 5. 항호르몬 부작용, 갱년기를 극복하라.

항호르몬제 복용으로 인해 안면홍조와 같은 가벼운 증상을 비롯하여 뼈의 통증, 심계항진, 불면증, 골다공증과 같은 심각한 부작용을 경험할 수 있습니다. 그러나 재발을 줄일 수 있는 효과적인 방법이므로 임의로 항호르몬제 복용을 중단하지 마시고, 증상에 따라 평소의 생활습관을 바꿔보거나 심한 경우 의료진과 상의해주세요.

Lesson 6. 골다공증, 단단하게 관리하자.

골다공증으로 인해 생길 수 있는 통증과 신체변화는 일상 생활을 제한시켜 삶의 질을 떨어뜨릴 수 있으므로 적절한 예방법과 전문가의 도움으로 단단하게 관리하도록 하세요.

Lesson 7. 기억력, 글쓰기로 되살린다.

일상복귀 시 체력과 더불어 집중력과 기억력이 떨어질 수 있으므로 현명하게 생활하는 법을 익혀나가야 합니다. 평소 중요한 일은 메모하거나, 일기나 짧은 수필 등 글씨기를 통해 집중력을 키우는 것도 기억력 회복에 도움이 됩니다. 평소 해보고 싶었던 소소한 즐거움을 찾아 배워가면서 새로운 자극과 재미를 익혀나가는 것도 좋은 방법입니다.

Chapter 3

알뜰히 병원을 이용하라

"저는 암센터가 친정이에요.

방사선 치료가 끝나고 처음에 너무 막막했어요.

치료 계획이며 내 몸 관리를 스스로 해야 하잖아요.

그래서 암센터로 매일 출근했어요.

비치된 정보, 책이란 책은 다 읽으면서

내가 해야 할 행동과 변화에 대해 메모도 하고 희망도 갖게 되었죠.

뿐만 아니라 암센터에서 하는 교육이라는 교육은 다 받고

요가도 하고, 안 해본 것 없이 다 해본 것 같아요.

정말 병원이 큰 도움이 됐어요."

– 박경선(56세, 2011년 7월 1기 진단)

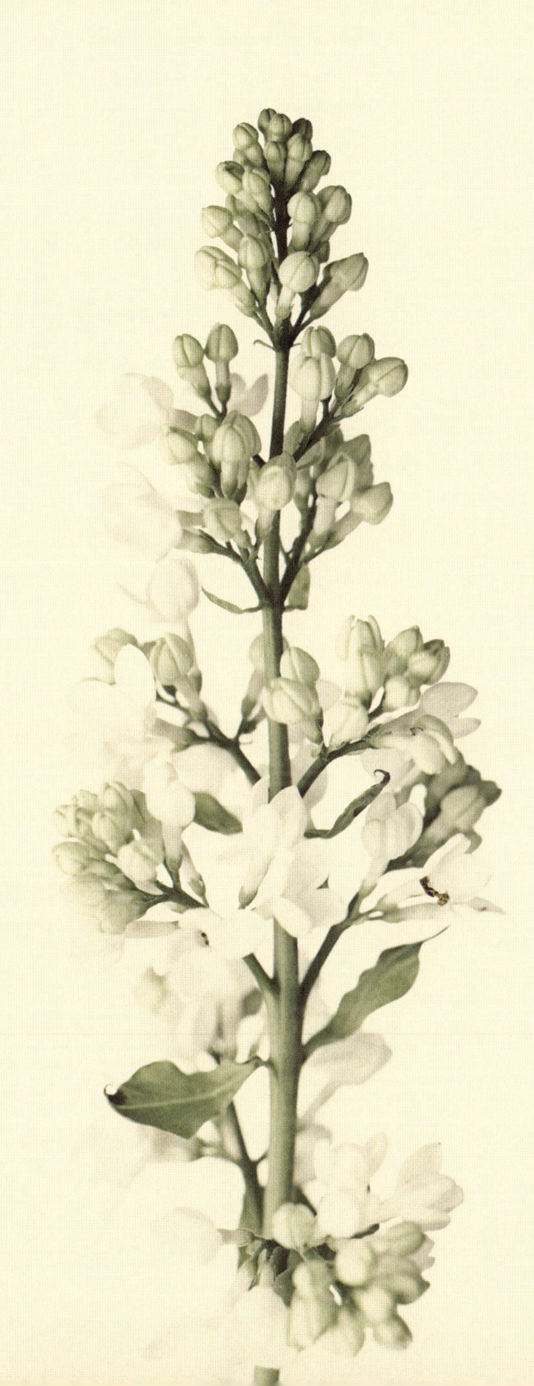

치료를 모두 마쳤다면, 이제는 재발에 대한 걱정보다는 쇠약해진 몸을 다스리는 일부터 해야 합니다. 하지만 치료에 대한 막연한 환상으로 건강을 '있는 그대로' 보지 않을 때 간혹 문제가 생길 수 있습니다. 지나친 걱정도 문제지만, 몸의 이상 신호가 나타났을 때 막연한 자신감이나 감정에 휘둘려 치료 시기를 놓치는 경우도 생기기 때문입니다.

이런 부분을 극복하기 위해 일상으로 돌아가 치료 후의 증상들과 마주친 유방암 선배들은 대부분 적극적인 태도를 보였습니다. 자신의 몸에 솔직하게 집중하고, 작은 증상을 무시하지 않으며 스스로 돌보는 것이 가장 좋은 방법임을 깨달았기 때문입니다.

그녀들은 몸을 다스리는 방법 중 가장 먼저 할 일은, 병원을 이용하는 것이라고 조언합니다. 유방암 진단을 받고 가슴 일부 혹은 전부를 잃으며 마음 추스르기에도 힘겨웠던 기억 때문에 자칫 꺼려질 수 있는 병원이지만, 오히려 나를 위해 그곳을 제대로 이용하기로 한 것입니다. 그녀들이 얼마나 세상에 당당해졌는지 알 수 있지요. 그녀들이 귀뜸해준 병원을 이용하는 방법은 다음과 같습니다.

Lesson 8. 추적검사,  절대 잊지 마라

치료가 끝나면 정기적으로 외래를 방문하여 추적검사를 받게 됩니다. 치료 후 생길 수 있는 재발 및 전이 유무를 조기발견하기 위해 정기적인 검사는 꼭 필요합니다. 대부분 재발은 수술 후 5년 이내에 많이 발생하므로 정기검진은 5년간 적어도 6개월에 한 번씩, 그 이후는 평생 1년에 한 번씩 받아야 합니다. 특히 수술 전 병기가 높았거나, 젊은 연령일수록 철저한 추적검사가 필요합니다.

정기검진에서 받게 되는 추적검사는 기본적인 혈액 검사와 유방암 종양 표지자 검사, 영상의학적 검사를 비롯해 유방암의 전이 여부를 판단하기 위한 검사로 이루어집니다. 검사의 종류와 기간은 환자 상태에 따라 의료진이 결정하여 시행하므로 개인마다 차이가 있습니다. 유방암 선배들은 추적검사의 시기가 다가오면 평소 생활관리에

표 1. 치료 후 추적 관리

기간	진료	검사
수술 후 2~3년간	매 3~6개월마다	▶피 검사/종양 표지자 검사 : 3~6개월마다
이후 2~3년간	매 6~12개월마다	▶흉부 엑스레이 : 6개월마다
수술 5년 이후	1년 1회	▶유방촬영 및 초음파 : 6개월~1년마다
		▶뼈 검사, 간초음파 : 1년마다

출처: 삼성서울병원 유방암센터

대해 되돌아보며 반성의 시간을 갖게 된다고 합니다. 일부 여성들은 이 시기의 심리적 압박감을 힘들어 하며, 초조하고 불안한 마음에 검사를 미루거나 잊어버리려 하는 경우도 있다고 했습니다.

그러나 만약 검사 후 재발이라는 소식을 알게 되더라도 낙담하거나 포기하지 마세요. 오히려 추적검진을 통해 시기를 놓치지 않고 발견할 수 있다는 생각을 가지고 적극적으로 치료를 받는 것이 중요합니다.

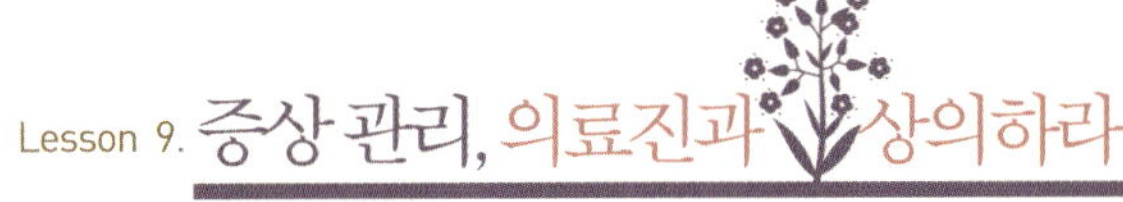

Lesson 9. 증상 관리, 의료진과 상의하라

치료 후 몇 달 안에 나타나는 대부분의 신체적 증상은 시간이 지남에 따라 없어지거나 경미한 정도로 호전되기도 합니다. 그러나 일상생활에 지장을 주고 수면을 방해할 정도로 걱정된다면, 명확한 진단과 적절한 치료를 위해, 무엇보다도 마음의 안정을 위해 병원을 찾아야 합니다.

선배들은 실제적인 정보 습득에 병원이 가장 효과적이었다고 전합니다. 박은채 씨(32세)도 치료를 위해 만난 간호사들에게 도움을 많이 받았습니다.

"저는 궁금한 게 있으면 병원에 전화해서 상담하거나 가정 간호사 선생님이 오실 때 궁금한 거 다 물어보고 답답한 문제를 해결했어요."

     알뜰히 병원을 이용하라

재발 의심 증상, 언제 병원에 가야하나요?

1. 어떠한 신체적 증상(예 : 두통)이든 2~3주 이상 꾸준히 지속되면 의료진과 상의하세요. 이는 반드시 재발을 의미하는 것은 아니지만 치료 과정에서 나타나는 부작용이라면 그 증상을 조절해야 합니다. 심리적인 반응이 신체 증상으로 나타나는 것이라면, 정확한 진단을 통해 마음의 안정을 얻고 증상이 완화될 수 있습니다.

2. 주요 재발과 전이가 되는 흔한 부위를 숙지하여 조기발견하면, 치료 효과를 향상시킬 수 있습니다. 또한 다음과 같은 증상이 있을 경우에는 의료진과 상의하여 빠른 시기에 적절한 치료를 받아야 합니다.

표2. 전이가 의심되는 증상

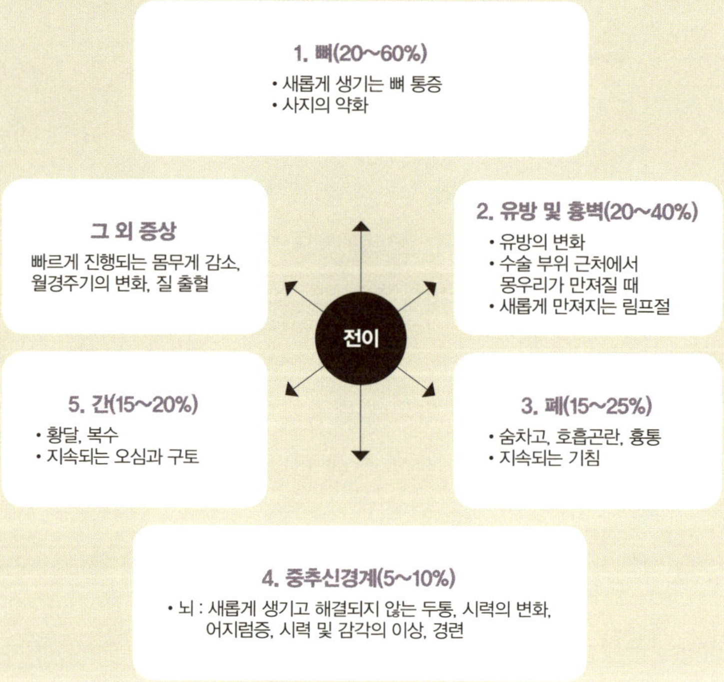

1. 뼈(20~60%)
- 새롭게 생기는 뼈 통증
- 사지의 약화

그 외 증상
빠르게 진행되는 몸무게 감소, 월경주기의 변화, 질 출혈

2. 유방 및 흉벽(20~40%)
- 유방의 변화
- 수술 부위 근처에서 몽우리가 만져질 때
- 새롭게 만져지는 림프절

전이

5. 간(15~20%)
- 황달, 복수
- 지속되는 오심과 구토

3. 폐(15~25%)
- 숨차고, 호흡곤란, 흉통
- 지속되는 기침

4. 중추신경계(5~10%)
- 뇌 : 새롭게 생기고 해결되지 않는 두통, 시력의 변화, 어지럼증, 시력 및 감각의 이상, 경련

양규원 씨도 병원 치료를 기피하던 예전과 달리 치료 후 생긴 후유증을 놓치지 않고 의료진을 찾았습니다.

"이상하게 엄지손가락이 아파요. 신경통이라 해서 약도 먹고, 파라핀 치료도 받고 있어요. 아무래도 작은 증상도 무시하지 않고 치료하려는 적극적인 마음이 생겼죠."

최근에는 암과 관련하여, 경험이 많은 의료진에게 직접 방문, 인터넷, 전화 등 다양한 방법으로 상담을 할 수 있는 병원이 많아졌습니다. 여러분도 이를 적절히 활용하여 건강의 지름길에 도달하도록 도움을 받아보세요.

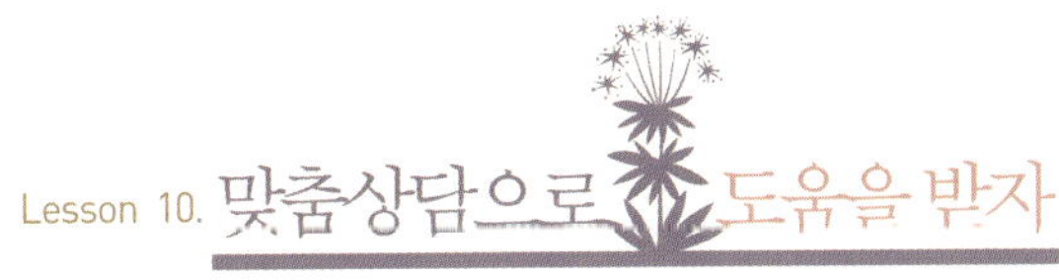

Lesson 10. 맞춤상담으로 도움을 받자

병원을 보다 효과적으로 이용하기 위해서는 여러 곳에서 실시하고 있는 교육이나 상담을 파악하여 자신에게 필요한 부분을 맞춰 도움을 받는 것이 중요합니다.

| 재활치료 |

유방암 수술을 받은 많은 여성들은 팔과 겨드랑이 주변이 무감각하고 마비된 듯한 느낌과 조이는 불편함을 호소합니다. 일시적으로 수술을 받은 팔의 움직임에 제한이 올 수 있지만, 대부분 시간이 지남에 따라 제자리를 찾게 됩니다. 그러나 심한 경우 어깨가 굳은 것처럼 움직일 수 없게 되고 회복에 어려움을 동반하므로, 이럴 때는 지체 없이 물리치료를 받는 것이 효과적이라고 선배들은 말합니다.

"방사선 치료 때문에 팔을 올려야 하는데 이쪽 팔과 다른 쪽 팔이 많이 차이가 나잖아요. 그런데 재활의학과 치료를 받으면서 많이 좋아졌어요. 세수할 때 목을 닦는데 팔이 끊어질 것 같았는데 지금은 아주 좋아졌어요."

방사선 치료를 받은 유방암 1년차 양규원 씨는 당시의 경험을 떠올리며, 자신에게 생긴 증상들을 해결하기 위해 적극적으로 대처하는 것이 얼마나 중요한 것인지 알게 되었다고 합니다.

"수술하고 1년 동안은 팔이 저리고 감각이 없었어요. 그러다 수술한 팔에 부종이 발견되어 재활의학과에서 도움을 받았는데 많이 좋아졌어요."

유방암 선배 환우와의 모임에서 멘토로 활동하고 있는 5년차 나영주 씨도 림프부종 초기의 불안함을 재활치료를 통해 달랠 수 있었다고 합니다.

| 영양 상담 |

최근 암과 관련하여 식이에 대한 걱정과 고민을 하는 환자들을 위해 병원마다 영양 상담을 해주는 경우가 많습니다. 유방암 치료를 받은 다수의 여성들 역시 일상으로 복귀했을 때 가장 막연한 것이 식이 관리라고 하면서도, 이러한 시스템을 이용하지 못하곤 합니다.

유방암 선배 박이수 씨는 조금 다릅니다.

"사람을 많이 만나는 것도 아니고, 신문이나 방송에 떠도는 것도 신뢰하지 않는 편이에요. 그래서 남이 이거 좋다, 저거 좋다 해도 잘 안 들어요. 남들은 주로 항암 치료할 때 영양 상담을 한 번씩 받는데, 저는 찾아가서 네 번이나 상담을 받았어요.”

골고루 영양을 섭취하는 것이 중요하다고 말하지만, 막상 밥상을 준비하는 일이 쉽지는 않습니다. 따라서 그 분야의 전문가를 찾는 것 역시 치료의 한 부분입니다. 자신의 1주일 식단을 적어와 영양 상담을 받는 것도 좋은 방법입니다.

멘토 나영주 씨 역시 이러한 방법을 통해 자신만의 식단을 꾸려나갈 수 있었습니다.

“유방암 초기에 음식에 대한 노하우가 전혀 없을 때 일주일 식단을 짜서 확인을 받았어요. 대부분 잘 지키고 있지만 이렇게 확인을 받으면 심리적으로 도움이 많이 돼요.”

‘아는 길도 물어서 가라’며 때로는 적극적으로 방법을 찾아야 한다고 강조하는 그녀입니다.

| 정신건강 상담 |

유방암 치료를 받으며 생겼던 죽음의 공포와 삶의 두려움은 시간이 지나면서 해결되지만, 그 상처는 오래도록 흔적을 남깁니다. 우울, 불안, 공포 등 영혼의 어려움을 혼자 힘으로 극복하기는 생각보다 어려운 일입니다. 이런 경우는 보다 적극적으로 정신과전문의와 상담을 하는 것이 회복에 도움이 된다고 선배들은 조언합니다.

유방암 치료가 시작되고 이유를 알 수 없는 우울증에 시달렸던 권

미애 씨(52세, 2012년 5월 진단)는 주변의 도움으로 꺼리던 정신과 상담을 받을 수 있었다고 전합니다.

"처음에 남편과 언니, 친구들에게 내가 지금 너무 우울하고 힘들다고 이야기를 했더니 모두들 병원에 가라고 권했어요. 그래서 찾아갔는데 한 달 정도 지나니까 나아지는 느낌이었어요."

또 다른 선배 지현선 씨도 정신과 상담으로 불안을 극복할 수 있었습니다.

"저는 혹시나 심각한 상태면 어쩌나 하고 걱정했는데, '약 먹어보고 차후에 보자, 뭔가 문제가 있어서 그런 게 아니다.'라고 말씀하시니까 한결 마음이 놓였어요."

방사선 치료를 마치고 홀가분한 기분을 기대했던 유방암 2년차 박이수 씨(60세)는 막상 치료 마지막 날이 다가오자 뭐라 표현할 수 없는 기분에 사로잡혀 병원 로비에 한참을 앉아 있었다고 합니다. 딸을 붙들고 한참동안 멍하니 앉아 있었다는 그녀는 심리적인 어려움을 인지치료를 통해 이겨냈습니다.

"치료가 끝나면 홀가분하고 좋을 것 같았는데, 막상 끝나던 날은 오히려 우울해서 힘들었어요. 이유 없이 짜증만 나서 외출도 안 하고 잠만 계속 잤어요. 심리적 압박으로 자살까지 생각했는데, 안 되겠다 싶어서 심리프로그램에 참여해 인지치료를 받았어요. 우울증 초기 진단을 받고, 인지치료에서 내주는 과제를 해나가면서 치료하려고 노력했어요. 사람들과 눈도 마주쳐보고, 꾸준히 도움 될 만한 책도 읽고 음악도 들으면서 휴식을 즐겼어요. 병원에서 하는 통합프로그램에 참여하는 것도 도움이 되더군요."

유방암을 비롯하여 암을 경험했던 사람들은 치료 후 정상적으로 행동하고 생활하는 것처럼 보이지만, 반쯤 넋이 나간 상태라고 스스로를 표현합니다. 실제로 재발을 예방해주는 힘든 치료에 매달려 6개월에서 1년여의 시간을 보내다가 막상 끝나고 나면, 기댈 데가 어디에도 없는 허허벌판에 혼자 서 있는 기분을 느낀다는 선배들도 많았습니다. 게다가 공허해진 시간의 반을 급하게 일상으로 채우려고 하니 막막해지고, 미뤄왔던 일들을 한꺼번에 하려다가 오히려 더 지치곤 한답니다.

이렇듯 달라진 몸과 시시때때로 달라지는 감정 변화에 적응하지 못하고 시행착오가 생길 때에는 먼 곳에서 찾아 헤매기보다는 가족과 주변 사람들, 그리고 전문가의 조언을 구해보세요. 정신건강 상담은 암환자들의 심리사회적 적응을 돕고, 힘들게 겪고 있는 정신적인 증상을 조절하여 건강한 마음을 유지할 수 있도록 도와줍니다. 가족도 함께 할 수 있다면 더욱 도움이 되겠지요.

Lesson 11. 환자용 교육 프로그램, 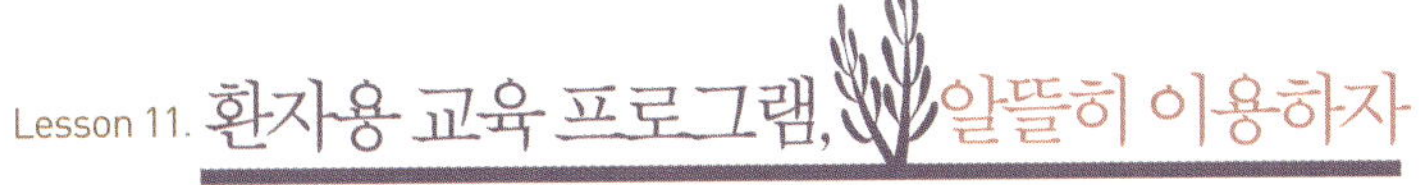 알뜰히 이용하자

최근 병원은 급변하는 의료 환경 속에서 환자 중심의 치료로 점점 높아지는 의료 수준으로 발전하고 있습니다. 특히 국내 암 생존자가 100만 명을 넘으면서 최근 대학병원을 비롯한 다수의 병원에서 암환자를 위해 도움이 될 만한 교육 프로그램을 많이 선보이고 있습니

 알뜰히 병원을 이용하라

다. 암환자에게 병원이 힘들었던 치료 과정을 떠올리게 만드는 가슴 아픈 공간이기보다는 효과적인 치료와 건강한 생활을 함께 할 수 있는 필수적인 공간이 된 것이죠.

유방암 선배들은 이러한 기회를 놓쳐서는 안 된다고 강조합니다. 요가, 미술요법, 음악요법, 웃음강연, 스트레스 다스리기 등 다양한 교육 프로그램에 적극적으로 참여하여 병원을 알뜰히 이용하자는 것이지요. 또 일부 병원에서 운영하는 유방암 환우를 위한 자조 모임이나 소그룹에 참여하면 다른 환우의 극복 노하우와 공감을 얻을 수 있습니다.

"유방암 초기에는 일단 병원에 오면 마음이 편안해요. 그래서 상담받고 치료 모임에 와서 누구에게도 말 못하는 혼자만의 생각, 어려움을 이야기하면서 속이 후련해졌어요."

"대부분 무료이거나 소정의 금액만 내면 되고, 참가자들이 모두 암환자니까 가발을 쓰거나 벗어도 창피하지 않아요."

이처럼 치료를 마치고 일상으로 돌아갔지만 적응이 힘든 경우, 병원의 프로그램을 이용하여 첫걸음을 내딛는 것도 좋습니다. 많은 정보와 자원들이 있고 최선을 다해 치료해주는 의료진이 있는 병원을 충분히 활용해보세요. 올바른 정보로 치료 후 발생할 수 있는 합병증 및 재발을 관리함으로써 유방암을 완전히 극복하는 데 도움을 받을 수 있을 것입니다.

Lesson 8. 추적검사, 절대 잊지 마라.

추적검사는 치료 후 생길 수 있는 재발 및 전이 유무를 조기발견하기 위해 시행하는 것으로 잊지 말고 받도록 하세요. 검사의 종류와 일정은 개인의 상태에 따라 다르므로 의료진의 권고대로 따릅니다.

Lesson 9. 증상 관리, 의료진과 상의하라

치료 후 몇 달간 지속되는 대부분의 신체적 증상은 시간의 지남에 따라 호전되지만, 수면에 방해를 받거나 일상생활에 지장을 준다면 병원을 찾아 명확한 진단과 치료를 받도록 하세요. 막연한 불안감으로 괴로웠던 마음에 안정을 찾을 수 있을 거예요. 명확한 진단과 치료, 그리고 마음의 안정을 위해 병원을 찾아 관리 받도록 합니다.

Lesson 10. 맞춤상담으로 도움을 받자

재활치료, 영양상담, 정신건강 상담 등 현재 자신에 맞게 병원에서 적절한 상담을 받아 보세요. '아는 길도 물어서 가라'는 말처럼 혼자 해결하기 어려운 점이 있다면 적극적으로 방법을 찾아 극복해야 하도록 할 것입니다.

Lesson 11. 환자용 교육프로그램, 알뜰이 이용하자.

국내 암 생존자의 증가로 다수의 병원에서 암환자를 위한 교육프로그램을 선보이고 있습니다. 일상으로 돌아가도 적응이 힘들다면, 병원에서 제공하는 교육에 참여 해 보세요. 사회로 내딛는 첫걸음으로 자신감을 회복하는 좋은 기회가 될 거예요.

Chapter 4

{ 유방암 라이프 스타일 }

"유방암 진단을 받으면 하늘이 무너지는 것 같죠.
하지만 치료를 받다 보면 어려운 시기가 다 지나가더라고요.
물론 지속적으로 관리도 해야 하지만, 사람이 죽는 건 다 마찬가지인데,
그 기간 동안 너무 연연해하지 않으면서 즐겁게 사는 게 중요한 것 같아요.
너무 절망하지 말고 극복하면 또 좋은 날이 올 것이고,
열심히 살다보면 다 이겨낼 수 있을 것 같아요.
희망을 놓지 말고, 즐겁게 살아가는 게 제일 중요한 것 같아요."

– 하수영(48세, 2008년 10월 2기 진단)

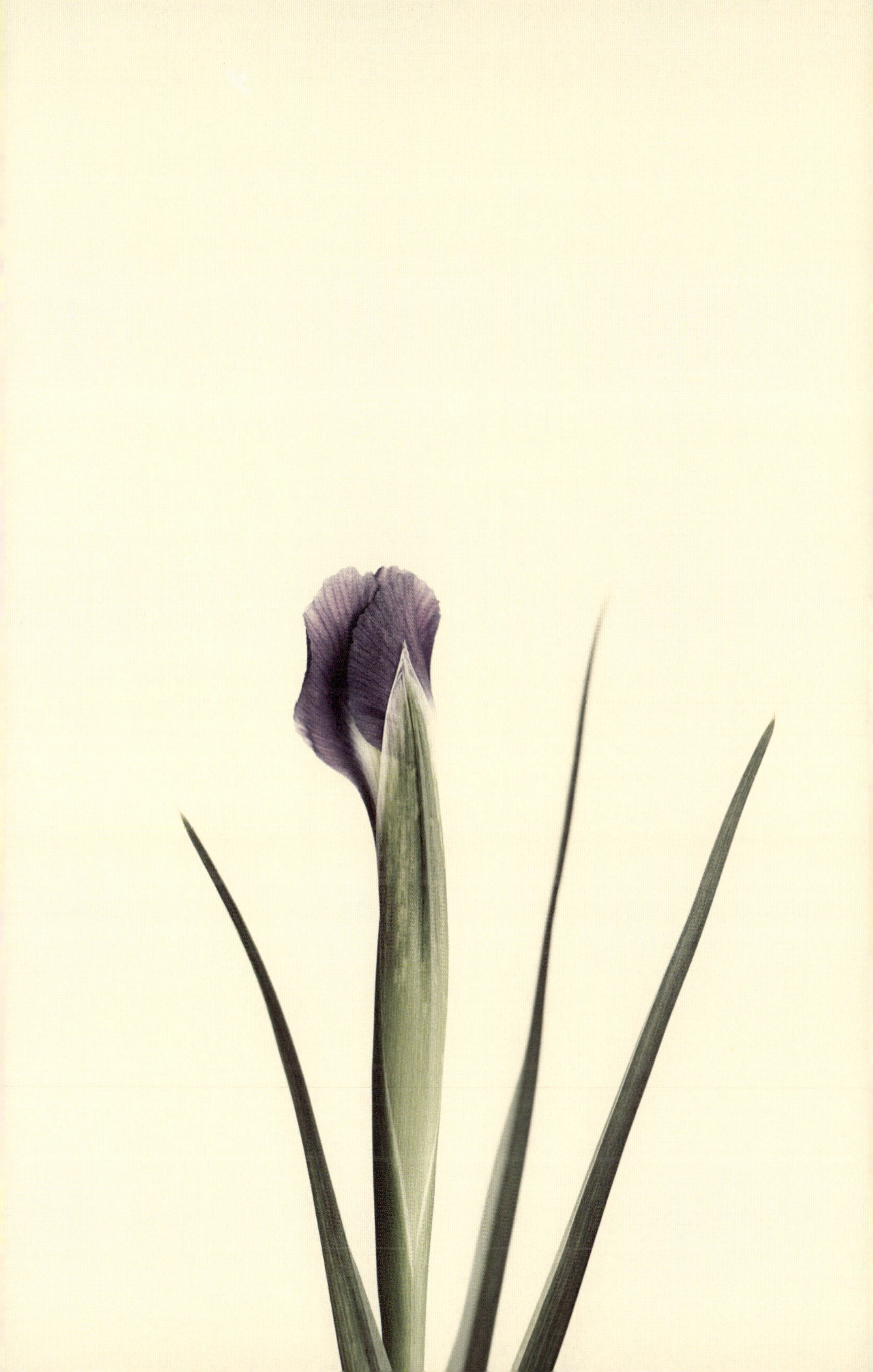

“내가 왜 유방암에 걸렸지?”

유방암을 진단받고 혼란스러운 상태에서 많은 선배들은 줄곧 스스로에게 이 질문을 거듭했다고 합니다.

사실 유방암을 유발하는 원인은 어느 한 가지가 아니라 수많은 요인이 동시에 복합적으로 작용합니다. 오히려 아무 원인이 없이 유방암에 걸린 여성도 있지요. 지금까지의 현대 의학으로는 유방암의 발병 경로를 단징할 수 없기 때문에, 전문가들은 여러 가지 빌병 요인과 위험인자를 살펴보는 것이 중요하다고 말합니다. 나이, 가족력, 빠른 초경과 늦은 폐경 등 스스로 조절하기 힘든 요인은 배제하더라도 운동과 체중 조절, 비만, 알코올 제한 등 생활습관을 변화시켜 발병 위험을 낮추는 요인에 더 많은 관심을 가지고 신경 써야 한다는 것입니다.

치료가 끝난 후의 신체적 건강은 앞으로 자신이 어떻게 만들어가는가에 좌우됩니다. 유방암 경험을 기준으로 해야 할 것과 하지 말아야 할 것, 좋은 것과 좋지 않은 것 등으로 새로운 생활습관을 선택해 실천해야 할 것입니다. 건강한 삶을 위해 필요한 일을 스스로 챙기고, 새로 얻은 건강을 유지하기 위해 하루하루를 더 알차게 살아야 함을 모두 잘 알고 있지요. 물론 어떤 이는 새로운 삶을 살기 위해 철저하게 자신을 관리하고 있을 테지만, 또 어떤 이는 정기검진 결과에만 안도하며 건강한 습관에 익숙해지지 못하고 느슨해져가고 있을지도 모릅니다.

그러나 아직까지도 자신의 생활습관을 바꿀 생각보다는, 외부 요인 때문에 또는 스트레스 때문에 암에 걸렸다고 불평하고 책임을 전가하고 있지는 않은가요? 세계보건기구 국제암연구소의 조사에 따르면, 암 발생 원인은 흡연이 30%, 식이와 비만이 30%, 바이러스나 세균 감염이 18%, 그 외는 3~5%이라고 합니다.

만약 여러분이 스트레스를 받을 때 식사와 운동은 제대로 하지 않고 흡연과 음주를 즐기다가 비만으로 이어지는 경우, 암의 원인이 스트레스였을까요, 나쁜 건강습관 때문이었을까요? 무엇이 원인일까 하는 문제는 곰곰히 생각해봐야 할 것입니다.

Lesson 12. 밥상의 힘, 내 것으로 만들자

고대 로마의 시인이자 철학자 루크레티우스는 "누군가에게 음식인 것이 다른 이에게는 쓴 독이다."라는 말을 남겼습니다. 그의 말처럼 음식은 에너지의 원동력이자 때로는 위로가 되고 즐거움이 되지만, 부족하거나 넘친다면 독이 될 수도 있습니다.

실제 우리나라의 유방암 발병 추세(보건복지부 ○○년도 조사)를 보면, 서양음식을 즐기지 않았던 1980년도에는 유방암이 여성암 중 약 8% 비율이었지만, 그에 비해 서구화된 식습관을 즐겼던 2010년도에는 전체 여성암 중 14.3%(보건복지부)로 2위를 차지할 정도로 급증한 것을 알 수 있습니다. 물론 전문가들은 말합니다. 식단의 변화만으로 유방암이 증가되었다고 단정지을 수 없지만 약 30~50%는 식습관의 영향을 받았을 것이라고 추측한다고요.

이제부터라도 건강한 생활을 위해서는 서구화된 음식 대신 집밥을 선택해보세요. 흔히들 세상에서 가장 맛있는 음식은 '집밥'이라고도 합니다. 엄마의 음식에는 유명한 맛집 음식에는 없는 가족을 위한 정성과 온기가 가득 담겨 있기 때문이지요.

"가족이 밥을 안 챙겨주면 스스로 챙겨서라도 잘 먹어야 해요."

유방암 선배 환우와의 모임에서 멘토로 활동 중인 김정인 씨는 가족이 때때로 자신의 유방암을 잊더라도 스스로 돌보는 노력을 해야 한다고 말합니다.

특히 그 노력 중의 하나가 바로 자신을 위한 밥상을 스스로 챙기는 것입니다. 하지만 이제껏 가족의 밥상만 차려왔기에 유방암 이후의 자신을 위한 밥상을 차리는 것에 갈등과 고민이 많아집니다. 게다가 몸에 좋은 것만 챙겨먹는 것도 한계가 있고, 줄여야 할 음식과 피해야 할 음식의 구분도 서툴다 보니 한 끼 밥상은 점점 더 어려운 숙제가 되지요.

씩씩한 선배 김인설 씨는 유방암 이후 무공해 자연주의 밥상을 만나게 되었습니다. 예순이 훌쩍 넘은 나이가 무색할 만큼 기운차고 활기찬 그녀는 투박하지만 정겨운 밥상에 대해 예찬합니다.

"서울에 있는 딸네 집에서 지내다가 너무 답답해서 시골로 내려왔어요. 몸은 불편해도 마음이 편하니까. 건강을 위해 채식 위주로 밥상을 차리고 있어요. 마당에 마련한 작은 텃밭에서 상추니, 돌나물이니 직접 키운 각종 채소로 먹고 있어요. 하루에 세 번 다 챙기지 못하지만 아침은 꼭 채식 위주로 해요. 그리고 밥할 때 마늘과 표고버섯을 넣어 먹으면 좋다고 해서 보리쌀, 흑미, 수수와 같이 넣고 밥을 해봤는데 촉촉하고 식감이 좋아요. 그것으로 비빔밥을 해도 맛있고, 생다시마를 자잘하게 잘라 넣으니까 쫀득쫀득한 게 괜찮더라고요."

유기농 식품을 찾고 원산지를 꼼꼼히 따지는 것도 중요하지만, 그녀는 얼마나 정성껏 자신을 위한 밥상을 차리느냐를 먼저 생각해야 한다고 말합니다.

누군가는 스스로를 위한 밥상을 차릴 줄 알아야 자신을 사랑하는 것이라고 했습니다. 나를 위해 소박하지만 건강하고 맛있게 자신을 대접하는 마음으로 밥상을 차려보세요. 분명 잃어버린 생체시계를 되찾을 수 있는 중요한 에너지원이 되어줄 겁니다. 무엇보다 그동안 고생해온 자신에게 '나를 위한 밥상'으로 격려와 위로를 해주는 건 어떨까요?

| 식습관을 바꾸면 건강이 보인다 |

현대 사회의 사람들은 때가 되어서, 무엇인가 먹어야 하니까 그저 당연하게 음식을 먹는 경우가 많습니다. 바쁘다고 생각없이 음식을 과하게 섭취하거나 식욕이 없다고 대충 끼니를 해결하고, 체중을 조절하기 위해 굶는 일도 있습니다. 이렇게 무심코 먹고 마시다 보니 어느새 속을 다치고 건강을 위협받게 되었죠.

건축 관련 일을 하는 김정인 씨는 불규칙한 일의 성격상 빨리 먹기 위해 씹기도 전에 삼키고 허겁지겁 끼니를 때우던 예전의 안 좋은 식습관을 버리기 힘들었다고 합니다.

"일과 시간, 그리고 피로에 쫓기다 보면 하루 한 끼도 제대로 차려 먹을 수 없어요. 작업하다 보면 부득이하게 배달음식을 시켜 먹게 되고 외식을 하면 유방암에 좋은 음식만 먹을 수는 없었어요."

이런 환경 때문에 그녀는 건강을 위해 특별한 식단을 만들기보다 인공조미료나 탄수화물, 고열량 음식을 줄이는 등 기본 식습관을 바꾸기 위해 주력했습니다.

"체력 소모가 많을 때는 단백질 위주로 먹고 간편하게 차에서 먹을 수 있는 것, 예를 들어 삶은 단호박이나 방울토마토 등을 가지고 다녔어요. 회식이나 외식으로 과식하거나 폭식하는 경우 스트레스를 받기보다는 하루 정도 장을 비워 속이 편해지도록 만드는 것도 좋아요. 그리고 아침이든 점심이든 한 끼는 제대로 챙겨 먹었어요. 그때는 조미료, 설탕, 밀가루같이 흰색 음식은 멀리하고 대신 매실로 단맛을 내고 조리법을 달리해서 먹었어요. 볶고 튀기고 굽는 요리 대신에 찌고 삶고 생으로 먹어야 해요. 버섯도 볶아 먹지 말고 찌개에 넣어서 먹으면 기름을 덜 먹잖아요."

올해로 유방암 나이 다섯 살이 되는 최미용 씨는 유방암 치료 이

후 도예가로서 제2의 인생을 활발하게 열어가고 있는 두 자녀의 강한 엄마입니다. 그녀는 오래 전부터 당뇨와 고혈압을 앓으며 지속적으로 관리하며 약을 복용했지만, 그리 성실한 환자는 아니었다고 합니다.

"유방암 치료를 하면서 그동안 앓고 있던 당뇨도 고쳐보겠다는 목표를 잡았어요. 올해 12월까지는 당뇨약을 끊겠다, 체중을 5kg 감량하겠다, 그렇게 나 자신과 약속했죠. 그 목표를 달성한 지금도 식품을 선택할 때 최대한 생산 과정을 살펴보고 조리 과정도 단순하게 줄이고 저염식으로 먹어요. 이제 당뇨도 어느정도 잡혔고 혈압약도 줄여가고 있죠. 오히려 암 수술하기 전보다 더 건강해졌어요."

특히 유방암을 겪고 난 이후에 입의 즐거움만 충족시키는 음식을 대할 때면 몸이 솔직한 반응을 보인다고 합니다.

"음식이 몸에 들어갈 때 좋고 나쁨이 분명하게 느껴져요. 건강할 때는 그런 걸 잘 못 느꼈거든요. 이제는 선별이 되더라고요."

이처럼 내 몸에서 일어나는 근본적인 것들을 바꿀 수 있는 사람은 오직 나 자신이며, 내 몸을 책임져야 하는 사람 역시 그 누가 아닌 나 자신이라는 사실을 잊지 말아야 합니다.

먹는 것에 얽매이지 마세요

무엇을 먹는 행위 자체가 암의 발생이나 진행으로 연결되는 경우는 드물지만, 반복적으로 무의식적으로 과하게 섭취하는 것은 문제가 될 수 있습니다. 더욱이 먹고 싶은 음식을 모두 섭취하면 체중이 늘고 그로 인한 스트레스로 우울해지고 재발에 대한 걱정이 커지는 악순환이 반복되지요. 하지만 선배들은 과하지 않게 적당히 먹되 음식에 너무 얽매이지 말라고 말합니다.

"1년이 갓 넘었을 때 마음이 느슨해지는 거예요. 손도 안 댔던 치킨 같은 것도 점점 먹게 되더라고요. 음식 때문에 스트레스 받기보다 차라리 맛있게 먹는 게 더 낫겠다 싶어서 양을 줄여서 먹는 거죠. 대신 귀찮아도 제가 직접 해먹고 조미료를 거의 안 넣어요." – 박은채 씨(32세, 2011년 10월 1기 진단)

"암에 걸리고 나면 이게 좋다, 저거 먹어야 한다면서 챙기게 되는 게 많아요. 하지만 그것도 몇 개월 하다 보면, 결국은 다 못 챙겨 먹어요. 차라리 제철 과일, 채소를 먹는 게 가장 좋은 것 같아요." – 정세현 씨(45세, 2010년 진단)

"체중보다 체지방을 신경 쓰세요. 딸애가 종종 치킨을 사오는데, 처음에는 나를 신경 쓰지 않는 것 같아서 서운했어요. 그럴 때는 서운하다고만 하지 말고 그냥 드세요. 대신 즐겁게 적당히!" – 장선영 씨(51세, 2010년 진단)

평소 먹고 싶었던 삼겹살을 먹게 된다면, 먹고 후회하면서 스트레스를 받는 것보다 차라리 기분 좋게 먹는 것이 도움이 된다고 선배들은 덧붙입니다. 대신 평소에는 체중 관리와 지방 섭취 및 일반적인 암 예방 식단을 지키기 위한 노력은 꾸준히 해야죠.

| 즐겁고 맛있게 드세요 |

유방암 선배들에게 정보를 구하다 보면 의외로 단순한 것에서 해답을 얻을 때도 있습니다. "식사 관리를 어떻게 하고 계세요?"라는

 유방암 라이프 스타일

질문에도 일부 유방암 선배들은 대수롭지 않은 듯 단순하지만 명쾌한 답을 들려줍니다.

"저는 특별히 관리하는 것은 없어요. 딱 하나, 그냥 간소한 밥상이지만 꼭 5대 영양소는 챙기려고 해요. 뭐든 적당히 먹자는 주의라서 가끔 지방도 먹고, 우유나 치즈 같은 유제품을 항상 꾸준하게 먹어요. 그러다가 약속 때문에 밖에 나가면 기분 좋게 외식도 해요."

2008년 유방암을 진단 받은 강현미 씨(58세)의 대답은 단순하지만, 전문가들이 전해주는 메시지를 모두 담고 있습니다.

중년을 막 넘긴 유방암 멘토 이정숙 씨도 같은 대답을 합니다.

"생 야채가 싫으면 샤브샤브나 월남쌈으로 해먹는 것도 좋아요. 식구들과 고기도 같이 조리해 먹으면서 맛있고 좋은 음식을 찾아 먹으니 더 예뻐지고 건강도 되찾았어요."

그 외에도 그녀는 그동안 쌓아왔던 자신만의 음식 노하우를 들려주었습니다.

"샐러드도 드레싱 소스를 많이 먹으면 살이 찔 수 있어서 뿌리지 않고 찍어 먹어요. 아니면 장조림 하고 남은 간장을 희석해서 뿌려 먹기도 하고, 좀 지겨우면 야채 샐러드하고 계란 흰자를 마른 김에 싸서 먹기도 했어요. 콩이 좋다고 해서 그것만 먹으면 금방 질려요. 여러 가지 방법으로 바꿔서 두유나 콩밥, 콩국수나 두부를 먹기도 하고 콩을 볶아 간식으로 먹어요. 콩이 좋다, 나쁘다 말이 많지만 한 주먹 정도 먹으면 딱 좋대요. 한 가지 음식보다는 골고루 섭취하는 게 좋아요. 너무 기운이 없고 힘들 때는 굳이 만들어 먹으려 하지 말고 차라리 먹고 싶은 음식을 사다 드세요. 단, 스트레스 받지 말고 기분 좋게 드세요."

　균형 잡힌 식사는 적정 체중을 유지하기 위한 식사로서 기초식품군 5가지(탄수화물, 단백질, 비타민, 무기질, 지방)를 골고루 섭취하는 것이 기본 원칙입니다. 평소 식습관의 기준을 명확하게 세우고 자신에게 맞는 방법을 찾는 것이 가장 현명합니다. 만약 보다 구체적으로 알고 싶거나 방법을 모르겠다면 영양 전문가를 만나 조언을 구하는 것부터 시작해보는 게 좋습니다.

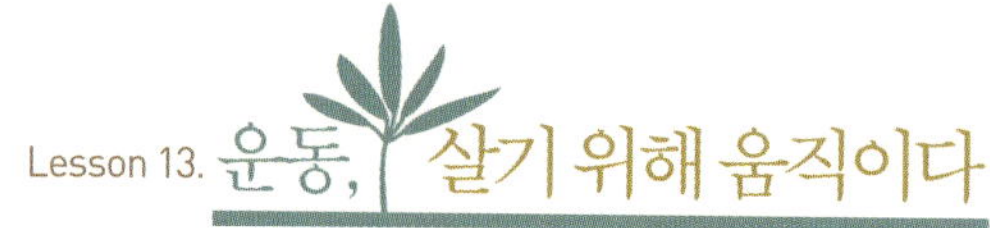

Lesson 13. 운동, 살기 위해 움직이다

건강하게 사는 비결 중 가장 기본적인 실천법은 바로 규칙적인 운동입니다. 운동은 신체의 생리기능을 증진시키고 개선하는 적극적인 활동이며, 건강과 장수를 보장하는 중요한 필수 조건입니다. 물론 운동을 꾸준히 해왔다고 해서 모든 암을 예방할 수 있는 것은 아닙니다. 암에 걸리는 이유가 매우 다양하기 때문인데요. 따라서 운동을 만병통치 예방법이나 치료법으로 여기는 것은 곤란하겠지요. 그렇다면 왜 전문가들은 암을 예방하기 위해 지속적으로 운동을 해야 한다고 말하는 것일까요?

규칙적인 운동은 에너지 대사를 개선해 인슐린과 인슐린 유사 성장인자의 순환 농도를 감소시킴으로써 암 예방에 도움을 주기 때문입니다. 더불어 유방 조직에 에스트로겐이 미치는 영향을 줄여 유방암을 예방하는 효과도 얻을 수 있습니다. 신체활동을 늘리고 활기차게 생활하는 것이 암을 예방하고 치유하는 데 도움이 된다고 결론 지울 수 있는 것이지요.

할 수 있는 만큼 하세요

유방암 치료가 끝나면 움직이는 것조차 힘들 만큼 지치고 흐트러진 몸을 만나게 됩니다. 또한 항암 치료나 항호르몬 치료를 받는 동안 조금씩 증가된 체중은 빠지지 않은 채 일상에 복귀하게 되는 경우도 있습니다. 실제로 항암 치료를 받은 40세 여성의 경우 1년에 평균 2.5%의 체지방 증가를 경험하게 되는데, 이는 건강한 40세 여성이

10년에 걸쳐 늘어나는 체지방 양에 해당됩니다.

이렇다 보니 대부분 불어난 체중을 줄이기 위해 마음이 조급해진 상태로 운동을 시작합니다. 그러나 지나친 운동으로 몸에 무리를 주거나 의욕만큼 몸이 따라가지 못하면 얼마 지나지 않아 포기하게 되지요. 이는 오히려 회복을 더디게 할 수도 있기 때문에 조바심 낼 필요가 없습니다. 따라서 선배들은 '운동'을 위한 '또 하나의 준비'가 필요하다고 말합니다.

"무엇보다 자신의 몸이 어떤지 제대로 파악해야 해요. 운동을 계획하려면 자신이 이겨낼 수 있는 시간, 버텨낼 수 있는 시간을 생각해보고 가볍게 산책부터 시작하세요. 아무리 의욕적으로 시작했다 해도 분명히 얼마 되지 않아 체력의 한계가 올 텐데요. 그러면 그날은 거기까지만 하는 거예요. 5분이든 10분이든 할 수 있는 데까지만 하고, 대신 다음에는 전보다는 조금씩 늘리되 꾸준히 하면 되는 거예요."

동호회에서 매주 댄스를 배우며 60세의 나이에도 청춘으로 살고

표 3. 치료 후 시기별 운동 정도

처음 4~6주간	4~6개월간	6개월 이후
빈도 : 일주일에 3회 **강도** : 최고 운동 능력의 40~85%보다 낮게 **지속 시간** : 10~15분으로 시작하여 2주 후부터는 45분까지 **운동 내용** : 스트레칭, 가벼운 맨손체조, 관절에 충격이 적은 저충격 운동(걷기, 자전거, 수영 등)	**빈도** : 일주일에 3회 이상 **강도** : 최고 운동 능력의 40~85% **지속 시간** : 2~3주마다 지속 시간 증가	**빈도** : 더 이상의 부하 증가 없이 장기적으로 지속 **운동 정도** : 1주일에 약 1,000칼로리를 소모하도록 권장

출처 : 한국유방암학회, 2011

유방암 라이프 스타일

• Medical Tip •

운동 시 주의사항

- 운동을 시작하기 전에 담당의사나 전문가에게 상의합니다.
- 림프부종이 있거나 또는 림프부종의 위험 우려가 있는 경우 압박스타킹의 도움을 받을 수 있으며, 과도한 근력운동은 피하고 물리치료사 등 전문가와 상의합니다.
- 뼈 전이 환자나 의심이 있는 경우 운동 시 충격이나 체중이 부하되지 않아야 하며, 골절이 발생되지 않도록 주의합니다.

있는 유방암 멘토 정경숙 씨는 운동에 있어 욕심을 부려서는 안 된다고 힘주어 말합니다.

흔히들 운동은 격렬하게 움직이고 땀을 흠뻑 흘려야 한다고 생각합니다. 하지만 몸과 마음을 건강하게 하기 위해서는 조용한 움직임에 먼저 집중할 필요가 있습니다. 다른 생각은 버리고 그저 자신의 움직임에 집중하여 뼈와 살, 근육과 혈관의 흐름을 가만히 지켜봄으로써 한계를 알고 동작 하나하나 호흡 한 번 내쉴 때마다 바른 몸을 만들기 위해 집중하는 것이 더 중요합니다.

운동 애호가인 유방암 3년차 안수임 씨(48세)는 운동으로 인해 피곤한 느낌이 들지 않느냐라는 질문에 웃으면서 말합니다.

"피곤할 때까지 안 해요. 저는 하다가 힘들면 멈춰요."

운동의 소중함을 잘 아는 그녀는 피로가 쌓일 만큼 무리하기보다는 즐겁게 하는 것에 중점을 두고 있습니다. 운동을 하면서 근력이 생기니 긍정적인 성격으로 변했다며 운동을 예찬하지만, 지칠 때면 자신을 다독이는 일부터 먼저 챙겨야 한다고 충고합니다.

사실 암환자에게 권하는 운동이라고 해서 일반인의 성인병 예방

차원이나 심혈관 기능을 향상시킬 수 있게 하기 위해 권장하는 것과 크게 다르지 않습니다. 등산이나 달리기, 빠르게 걷기, 요가, 수영 등 유산소운동을 중등도의 강도(기분 좋게 등에 땀이 나는 정도부터 숨이 자치만 말을 할 수 있는 정도 사이의 강도)로 하루 30분 이상, 주 5회 하는 것이죠. 혹은 평일에 운동을 자주 하기 힘든 경우 일주일에 150분을 목표로 주말에 부족한 운동을 보충하는 것도 좋습니다.

과유불급(過猶不及)이라는 말처럼, 아무리 좋은 음식이나 운동도 넘침은 모자람만 못하다고 합니다. 자신이 할 수 있는 운동을, 할 수 있는 강도로 할 수 있을 때까지만 하는 것이 운동이 주는 에너지를 온전히 내 것으로 만드는 가장 효율적인 방법입니다.

| 마음도 건강해져요 |

운동을 꾸준히 하는 것은 중요하지만, 운동이 매일 정해진 시간에 맞춰 처리해야 할 '일'이 되어서는 안 됩니다. 몸과 솔직하게 대화를 하는 시간, 체면 따위는 필요 없이 나를 짓눌렀던 생각과 고민들로부터 벗어나 실컷 즐겨보겠다는 마음으로 자유로움을 만끽하는 시간이 되어야 합니다.

"암환자가 되기 전에는 굉장히 개그맨 같은 캐릭터였어요. 어디 놀러 가면 사회를 본다든지 레크레이션 같은 것도 나서서 했는데, 치료 후 처음 일 년 동안은 굉장히 침체기였어요. 살이 많이 찌고, 하던 운동도 안 했거든요. 그런데 1년이 지나 자신감을 갖고 다시 수영을 시작하니까 전보다 오히려 더 생기 있고 활력 있는 생활을 하게 되더군요." - 이선규 씨(52세, 2010년 8월 1기 진단)

"힘든 건 별로 없는데, 가끔씩 우울해지곤 해요. 그럴 때는 운동을 해요. 운동을 하면 스트레스가 어느 정도 해소되더라고요." - 이서영 씨(43세, 2010년 4월 3기 진단)

"주위에서 운동 안 하는 분들은 아무래도 더 많이 힘들어하더군요. 저도 전에는 직장 다닌다고 바빠서 운동을 통 못했거든요. 그런데 남편이 헬스클럽에 억지로 끌고 가서 같이 시작했는데, 하다 보니 의외로 재미있고 좋더라고요. 또 다른 저를 발견할 수 있고 따라하다 보니 재미도 있고 생활에 활력소가 되면서 도움이 많이 됐어요." - 강성희 씨(42세, 2010월 5월 1기 진단)

많은 선배들이 운동을 통해 신체적 건강과 더불어 심리적 안정을 찾는데도 도움이 된다고 이구동성으로 이야기합니다. 운동을 통해 몸이 가벼워지고 에너지가 차올라 마음도 한결 가뿐하고 상쾌해진다는 것, 해본 이들이라면 누구나 공감할 겁니다.

| 일상생활에 운동을 활용하세요 |

일상으로 돌아온 순간, 건강해야겠다는 생각과 그것을 지키기 위해 해야 할 것들에 대한 의지로 불타오릅니다. 그러나 시간이 갈수록 점차 느슨해지고 싫어질 때가 생길 것입니다. 그럴 때 다음 내용을 마음으로 다독이면서 일상생활 속에서 다시 한 번 운동을 실천해보세요.

▶ 너무 바빠

하루에 30분만 시간을 낼 수 있다면 충분합니다. 일주일에 2~3시

간 정도 운동을 하는 것만으로 암 치료 후 생존율과 재발율의 급격한
감소율을 보였습니다.

▶너무 피곤해

지금 피곤하다고 운동에 소홀하지 마세요. 무리한 운동만이 도움
이 되는 것은 아닙니다. 오히려 30분 꾸준한 운동이 1시간 반짝 운동
보다 낫다는 연구 결과가 있습니다. 너무 고강도의 운동을 오래 하는
것보다 중등도의 운동을 휴식과 동반하여 하는 것이 좋습니다. 게다
가 장기간의 꾸준한 운동은 피로를 감소시키는 데 도움이 됩니다.

▶난 원래 운동에 소질이 없어

운동 목표는 선수처럼 잘 하는 것이 아니라, 건강을 위해 습관으로
만들자는 것입니다. 운동에 소질이 없고 흥미가 없다면 걷기, 산책하
기, 자전거 타기 등 쉬운 것부터 시작해보세요.

▶나는 운동만 하면 ○○가 아파

자신에게 맞는 운동을 찾아서 하세요. 수술한 가슴에 불편감이 있
다면 상체보다 하체를 쓰는 운동과 림프부종을 예방할 수 있는 운동
을 병행합니다. 만약 무릎이나 발목에 통증이 있다면 수영이나 걷기
등 관절에 무리가 적은 운동이 좋습니다.

▶운동하려면 돈이 너무 많이 들어

일상에 운동을 도입하는 현명한 방법이 있습니다. 우선 수술 후 팔

과 어깨의 힘과 운동 능력을 회복시키기 위해 지속적으로 팔을 올리는 운동을 해줘야 하는데, 이때 쉽지 않다면 대중버스 손잡이나 벽을 이용하라고 조언합니다. 또한 엘리베이터 대신 계단을 이용하고, 장보기나 볼일이 있을 때 대중교통을 이용하거나 걸어서 이동하면 비용을 들이지 않고도 운동 효과를 얻을 수 있습니다.

▶운동은 너무 힘들어

피로감이 너무 심하거나 견딜 수 없는 근육통을 느낄 정도로 운동을 하고 있다면 잘못된 방법으로 하고 있을지도 모르므로 전문가와 함께 운동법을 체크해보는 것도 좋은 방법입니다.

실제로 유방암 수술 후 1년이 되지 않은 가정주부 송지연 씨는 평소 꾸준히 운동을 즐겼던 덕분에 남들보다 회복 속도도 빨랐다고 합니다.

"진단 받기 전에도, 몸매 관리를 위해 다른 건 몰라도 항상 걷기 한두 시간은 꼭 했어요. 그리고 수술 끝나고 나서 회복됨과 동시에 매일매일 운동을 꾸준히 하고 있어요. 남들은 힘들다고 하는데 저는 일상생활에 전혀 문제가 없어요."

시간 때문에 일 때문에 누구 때문에…. 온갖 평계를 앞세워 나태해지는 몸과 마음을 이기지 못해 운동을 게을리 했다면, 이제 다시 마음의 옷깃을 추슬러야 합니다. 비단 유방암 때문만이 아니라 다시는 잃을 수 없는 건강한 삶과 소중한 나를 위해 실천이 필요하기 때문입니다. 무엇보다 지치지 않고 꾸준히 하는 것이 중요하며, 일상 곳곳

그녀들의 선택! 산을 오르자

선배들이 가장 많이 추천한 운동법은 바로 산을 오르는 것이었습니다.

"1년에 1kg씩 4년 동안 4kg가 늘었어요. 옷도 안 맞고 4kg가 늘었을 뿐인데도 내 모습이 아닌 거예요. 원래 평생 동안 몸무게 변화가 없었고 남들한테 초라한 모습을 안 보였거든요. 올 봄인가, 안 되겠다는 생각이 들었어요. 스스로 가꾸고 보양했어야 하는데 내가 나를 너무 포기하고 살았구나 싶었죠."

유방암 치료 후 다시 돌아온 일상에서 흔들렸다는 58세의 강현미 씨. 매일 마주 서는 거울 앞에서 무기력해진 모습을 외면하느라 진짜 나를 마주하지 못할 때도 있었다고 합니다. 그녀가 너덜너덜해진 의지를 꿰고 기워서 튼튼한 삶의 돛으로 만들기까지는 4년의 시간이 걸렸습니다. 그녀를 벽이 없는 감옥에서 구해 준 것은 바로 산에 오르는 일과였습니다.

유방암을 경험하는 여성들의 대부분은 강현미 씨처럼 산에 오르는 일이 전반적인 삶의 질을 높이기 위해 가장 좋은 활동이라고 추천합니다. 유방암 진단을 받고 어느덧 6년의 시간을 보낸 최미용 씨 역시 산 예찬론자입니다.

"무슨 운동을 하면 수술 후 상체 근육이 늘까요? 이런 질문을 계속 받는데 특별히 운동하는 것은 없고 매일 산에 갔어요. 힘두 없고 귀찮지만 생명과 직결된 문제라고 생각해서 비가 와도, 눈이 와도 매일 산에 갔어요. 항암 치료할 때 회복기에 들어서도 평소라면 20분씩 갈 거리를 1시간씩 걸리면서도 갔어요. 올라가면 마음이 정리되고 맑은 공기를 마셔서 좋았거든요. 예전에는 그저 산이 좋아서 갔지만, 항암 치료 받고 몸이 안전히 피폐해져서 갔을 때는 정말 좋다는 걸 느끼겠더라고요. 갈 때마다 몸이 달라진다는 것을 느끼기 때문에 또 가게 되는 거예요. 산을 오르고 식이조절을 하면서 당 수치가 정상이 되고 약도 끊게 됐어요. 약을 끊고 나니까 모든 수치가 좋아지고 몸이 날아갈 것 같은 거예요. 자신감도 생기면서 '역시 하면 되는 구나. 내가 왜 그걸 안 해가지고 이 고생을 했을까.' 싶었어요."

산 사랑 마니아 최미용 씨가 산을 오르며 얻은 최고의 결과는 오랫동안 앓았던 만성질환인 당뇨를 극복하는 것으로도 이어졌습니다. 산을 꼭 올라야만 하는 것은 아닙니다. 등산이 힘들다면 가까운 자연 속에서 첫걸음을 떼어 보는 것도 괜찮습니다.

에서 쉽게 할 수 있는 것부터 시작하는 것이 현명한 방법입니다.

| 웃음도 운동이 돼요 |

"딸과 같이 비디오를 보면서 운동하는데 하도 수다를 떠니까 남편이, 몸의 살이 빠지는 게 아니라 입의 살이 빠지겠다고 하더라고요. 다음 날 아침에 딸이 저를 보더니 입이 홀쭉해졌다고 하면서 다시 웃었죠. 가족끼리 유머로 하루를 시작하니까 좋았어요."

유방암 11년 차 김정란 씨(66세)처럼 웃음은 기분이 좋아질 뿐만 아니라 집안에 행복을 불러오는 효과가 있습니다.

누구나 언제 어디서든지 즐겁게 만드는 웃음이 운동 효과까지 있는 것이지요. 특히 몸이 움직일 정도로 크게 웃을 경우 1분당 1칼로리를 소모할 수 있는 최고의 운동법입니다. 실제로 윌리어 플라이 미국 스탠퍼드대학교 교수는 웃음과 심장의 상관관계를 연구한 결과, 15초 동안 박장대소하면 100m를 전력 질주한 운동 효과와 맞먹는다는 사실을 밝혀냈습니다. 또한 크게 한 번 웃으면 윗몸일으키기를 25번 하는 효과와 3분 동안 노를 힘차게 젓는 효과와 같다고 합니다. 마음과 몸의 건강을 모두 지킬 수 있는 웃음 운동. 지금 바로 사랑하는 사람과 다 같이 크게 웃어 보세요.

Lesson 14. 담배, 치명적인 유혹을 끊어라

암환자가 아니더라도 건강을 위해 가장 먼저 끊어야 할 것은 바로 '담배'입니다. 세상에서 가장 끊기 힘들다는 흡연의 습관은 매년 금연을 목표로 세워도 바꾸기가 힘든 것이 현실입니다. 쫓기는 일상에서 답답한 마음을 풀기 위해 의지하기 시작한 담배. 어느덧 만성이 되어버린 흡연은 "이왕 암이 생겼는데 담배를 끊는다고 무슨 상관이 있겠어?"라는 생각이 금연하고자 하는 의지를 꺾어버리게 합니다. 하지만 지금이라도 당장 담배는 끊어야 합니다.

담배는 많은 매체와 연구에서 밝혀진 것처럼 해로운 점을 가지고 있을 뿐만 아니라 특히 암에 있어 치명적인 위험 요소이기 때문입니다. 더욱이 암의 재발을 촉진하고 암 치료 시 부작용 발생을 증가시키며 회복력에도 영향을 미친다고 합니다.

특히 여성 흡연자의 경우 남성보다 담배에 중독될 가능성이 더 높으며 그만큼 금단 증상도 더 잘 옵니다. 불임률 또한 비흡연 여성보다 1.6배 높으며, 임신을 해도 자연유산할 확률이 비흡연 산모보다 두 배나 높습니다. 뿐만 아니라 태반박리, 전치태반, 임신 중 자궁출혈, 조기양수파열, 조산 등으로 태아와 임산부까지 함께 위험해질 수 있으며, 아기가 무사히 태어나더라도 장애 등 여러 가지 문제가 발생할 우려가 있습니다. 스웨덴 스톡홀름 카롤린스카 환경의학연구소에서 발표한 연구 결과에서는 임신 초기 여성이 담배를 피우면 아이들이 학교에 들어가기도 전에 천식이나 천명 등을 앓을 수 있으며, 암과 백혈병에 시달릴 위험이 증가할 수 있다고 하였습니다.

이 같은 연구 발표에도 불구하고 '오래 살면 뭐 하냐 지금 이 순간이 좋으면 되지'라는 안이한 생각으로 금연을 미루는 사람들이 있습니다. 일찍 죽는 것보다 두려운 것은 어쩌면 몇 년의 쾌락을 위해 했던 지금의 행동들이 오랫동안 만성질환으로 인한 참을 수 없는 고통으로 변할 수 있다는 것입니다.

또한 분당서울대학교병원 이기헌 교수팀의 결과에 따르면, 흡연하지 않는 여성이라도 가족 구성원이 담배를 피운다면, 간접흡연의 노출로 인해 골다공증에 걸릴 가능성이 그렇지 않은 사람보다 3.68배 더 높아진다고 합니다. 이처럼 간접흡연으로 인한 가족의 아픔은 본인과 더불어 나머지 식구에게 씻을 수 없는 상처를 남기게 되며, 발암물질을 한 숟가락씩 입에 넣어주는 것과 같은 잔인한 일이 될 수도 있습니다. 따라서 담배를 피우는 남편은 본인 건강뿐 아니라 같이 있는 사람들에게도 악영향을 미칠 수 있다는 것을 염두에 두고, 진정으로 아내와 자식을 위한다면 가족 사랑을 위해 금연을 실천해야 하겠습니다.

기대수명 100세를 살아가는 시대, 얼마나 오래 사느냐 만큼이나 어떻게 행복하게 잘 살 것인가라는 삶의 질 문제도 풀어야 할 중요한 과제입니다. 겨우 암으로부터 돌아온 일상을 지키기 위해 무엇보다 굳건하게 '의지'를 세워야 하겠지만, 본인의 의지만으로 어렵다면 금연 클리닉을 방문하여 전문가의 도움을 받는 것이 좋습니다.

• 금연콜센터 : 1544-9030
• 금연길라잡이 : www.nosmokeguide.or.kr

 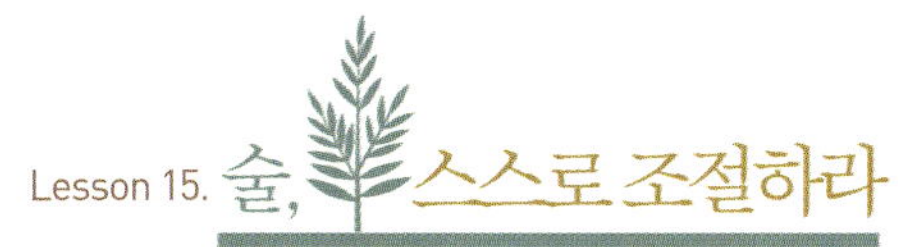 스스로 조절하라

술은 한국인에게 특히 사랑받고 있는 관계와 소통의 통로입니다. 술 한 잔을 기울이며 동료들과 하루를 마무리하는 것이 즐거움인 사람들은 술의 유혹을 뿌리치기 힘듭니다. 또한 불안한 감정을 이겨내지 못하여 마시거나 분노를 잠재우려 마시는 경우도 많이 있습니다. 더욱이 이렇게 마신 술 한 잔이 쌓여 건강을 크게 해치는 원인으로 작용하기도 하지요.

"수술한 지 5년이 지나니까 주변 사람들도 느슨해진 거예요. 한 잔 정도는 괜찮다며 술잔을 들려주곤 하죠."

실제로 우리 사회에서 생각보다 많은 여성들이 술의 유혹에 놓여 있습니다. 게다가 유방암 치료가 끝나면 몸이 좀 편안해지고 마음도 느슨해지면서 짜릿하고도 쌉싸래한 술의 유혹이 조금씩 되살아납니다.

"잠이 잘 오지 않을 때 안 좋은 방법이지만 술을 마셨어요. 처음에는 효과가 있었는데 결국 나중에는 안주까지 먹게 돼서 살만 쪘죠. 또 숙면도 못하고 빨리 깨는 바람에 새벽에 일어나서 더 우울한 생각에 빠지기도 했죠. 술 때문에 갱년기 증상을 더 심각하게 겪기도 했고요. 갱년기 증상이 있을 때는 반드시 금주를 해야만 해요."

술의 힘을 빌려 불면을 고치려고 했던 유방암 1년 차 송지연 씨(49세)는 잘못된 길로 들어섰던 그때를 후회합니다. 잠이 잘 오지 않을 때 술을 마시는 사람들이 종종 있는데, 사실 알코올은 숙면의 질을 떨어뜨릴 뿐 아니라 기도가 좁아져 숨쉬기 곤란하게 만들기 때문에 잠을 방해할 뿐입니다.

마음이 즐거운 만큼 몸은 힘들어지고, 즐거웠던 시간이 지나면 불안감이 엄습하면서 우울해진다는 걸 역시 알고 있는 유방암 선배들이 그녀를 위해 조언을 아끼지 않습니다. 선배들은 무엇보다도 먼저 술을 자제하기 위한 스스로의 의지가 필요하다고 말합니다. 멘토 이정숙 씨도 같은 생각을 전합니다.

"술을 좋아하지는 않는데 사회생활 때문에 마시게 돼요. 하지만 분위기가 좋다고 따라갈 것이 아니라 스스로 조절하는 게 중요해요. 또 내면의 우울증, 남에게 드러내고 싶지 않은 가면 속의 내가 어느 순간 확 올라오면 술을 부르기도 하죠. 그럴 때는 서로 이야기를 털어놓고 '다른 사람들은 이렇게 극복하는구나.' 하고 배워가면서 스스로 자제해 보기를 권합니다. 그래도 안 되면 전문가의 도움을 받아야 해요."

'탓' 하기만 하는 사회, 술을 권하는 사회이기 때문에 어쩔 수 없다고 변명할 수도 있습니다. 그러나 자신의 건강을 책임져야 하는 사람은 바로 자신입니다. 사회생활을 하면서 한두 잔 정도 마시는 것은 피하기 어려울 수도 있겠지만, 일상에서 술이 습관화되는 것은 피해야 합니다.

최근 영국의 유명한 알콜의학회지인 〈Alcohol and Alcoholism〉에서 조사한 유방암 발병 원인에 대한 연구에서는 하루에 술을 적은 양이라도 즐겨 마신 사람이 그렇지 않은 사람에 비해서 유방암에 걸릴 확률이 5% 정도 높으며, 하루 2잔 이상의 술을 접한 여성들은 무려 40~50%까지 높아질 수 있다는 결과가 밝혀졌습니다. 술에 함유

되어 있는 에탄올이 유방암과 관련 있는 호르몬 에스트로겐의 수용체 기전을 통해서 분비를 활성화시키고 유방과 결합할 수 있는 에스트라디올의 양을 증가시키기 때문입니다.

전문가들은 특히 남자의 경우 음주량이 많을수록, 여성은 음주 횟수가 잦을수록 암 위험이 뚜렷이 높아지므로 고위험군 여성은 딱 한 잔만이라는 안일한 습관을 버리는 게 중요하다고 전합니다. 또한 꼭 술을 마셔야 하는 경우라면 샴페인, 포도주, 맥주 등 곡주나 과실주를 선택하는 것이 발암물질에 오염될 위험도가 낮으며, 금주가 어렵다면 하루 1잔 이하로 마실 것을 권장합니다.

백해무익한 술이기 때문에 대다수의 선배들은 선한 거짓말을 해서라도 건강을 지키기 위해 그 유혹을 뿌리치고 있다고 합니다.

"직장 동료들과 회식 자리에 가지 않으려고 해요. 가면 술을 마셔야 되니까 미리 피하는 거죠."

"저도 예전에는 술을 잘 마셨어요. 요즘도 직장에서 끝나면 동료들끼리 술도 한 잔 하고 그러는데 지금은 설대 안 마셔요. 식장 분들은 제가 아픈 걸 모르거든요. 그냥 가족 내력이 간쪽으로 안 좋아서 마시면 안 된다고 돌려서 얘기해요."

2차 암 발생을 예방하기 위해서라도 술의 양을 줄여야 하며, 한두 잔의 음주조차 조절하기 힘들다면 절주가 꼭 필요합니다. 뿐만 아니라 술자리에서 나오는 고열량의 안주로 비만을 일으키는 가장 강력한 위험요인이며, 비만이 유방암 재발과 연결된다는 점도 꼭 기억해야 합니다. 그래도 어쩔 수 없는 상황이 온다면 음주 전에는 미리 가벼운 식사를 하여 속을 채우고, 안주로 두부나 조개탕, 닭가슴살 샐러드 등 칼로리가 낮은 음식을 택하는 것이 좋습니다. 그래도 안주에 자꾸만 손이 간다면 물이나 얼음으로 대신하고, 껌을 씹는 것도 안주를 적게 먹는 방법입니다.

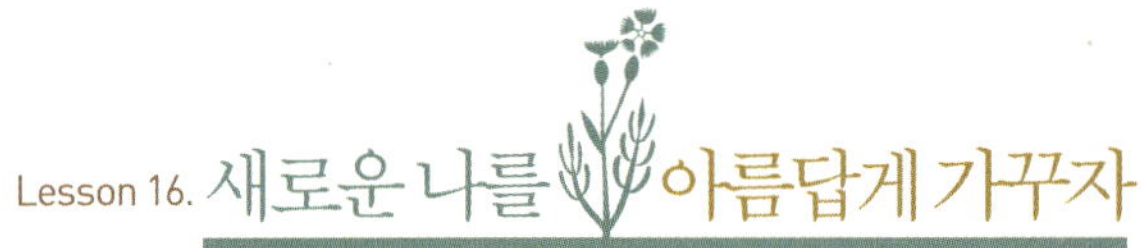

Lesson 16. 새로운 나를 아름답게 가꾸자

수술과 치료 과정을 겪으면서 그녀들의 외모는 많은 변화를 겪게 됩니다. 무엇보다도 가장 큰 변화는 유방의 모습입니다. 수술 이전과 달리 모양이 변하거나 한쪽 가슴이 없는 채로 살아가야 합니다.

또한 본래의 가슴을 잃어버렸다는 상실감 이외에도 항암 치료와 방사선 치료 등으로 인해 건조해진 피부는 물론 빠져버린 머리카락과 손톱 착색 등 외형적인 변화는 그녀들을 심리적으로 위축되게 만드는 요인들입니다.

현재 국내 유방암 환자의 30%에서는 유방을 완전히 제거하는 유방 전절제술이 시행됩니다. 한국유방암학회가 유방 전절제술을 받은 환자 229명을 대상으로 설문 조사한 결과(2011년)에 따르면, 무려 62%가 스스로를 "장애인과 다름없다고 생각한다."고 응답했으며 66.8%는 "여성으로서 매력을 상실했다."고 생각하는 것으로 밝혀졌습니다. 이는 유방암 재발에 대한 걱정(59.4%)보다 높은 수치로 그 이면에는 외모의 변화로 인한 심리적 충격이 크게 자리하고 있다는 사실을 알 수 있습니다.

"몸이 이러니까 매사에 용기가 안 나요. 뭔가 하고 싶다는 의욕도 안 나고 자신도 없고…. 초라해서 밖에 나가기도 겁이 났어요."

성숙한 중년의 아름다움을 당당히 누려야 할 46세의 이연주 씨는 2009년 유방암을 진단받을 때만 해도 활달한 성격의 소유자였지만, 유방암으로 인한 외모의 변화가 자신감을 상실하게 만들었습니다.

가슴의 상실은 심리적인 상실감뿐만 아니라 외형적 자세에도 영향을 미칩니다.

"미용실에 갔더니 자꾸 수술한 가슴 쪽 어깨를 쳐요. 몇 번 참다가 화가 나서 왜 그러냐고 물어봤더니, 어깨가 높아서 저절로 손이 닿는다고 하더군요. 전절제를 해서 근육이 수축되다보니 나도 모르게 한쪽 어깨가 높았던 거예요. 그뿐만 아니라 옷의 앞 단추도 신경 쓰지 않으면 한쪽으로 돌아가요."

10여 년 전에 유방암 전절제를 한 정희선 씨는 여전히 한쪽 가슴으로 인한 자세 불균형에 대해 수시로 신경을 쓰고 바로잡아야 한다고 말합니다.

도예가 최미용 씨 역시 비슷한 경험을 토로합니다.

"치료하고 2~3년 지나면서부터 도자기 작업을 했거든요. 근데 수술한 쪽 팔을 쓰면 안 된다는 생각이 각인되어 있었는지 얼마 지나지 않으니까 중심이 안 맞는 거예요. 같은 양의 힘을 조절해서 눌러줘야 하는데 그게 안 되는 거죠."

"헬스장을 다니면서 6개월 동안은 얼굴 숙이고 혼자 운동만 했어요. 죄진 것도 아닌데 시선을 못 견디겠는 거예요. 공중목욕탕은 아예 못 가고, 요가할 때도 여름에 앞이 파인 옷을 못 입어요. 엎드리면 가슴이 보일까 봐서요. 그리고 혹여 티날까 싶어서 한쪽에만 볼륨패드를 하나 더 넣고도 신경이 쓰여요."

2009년에 수술을 받았지만 아직도 신체적 자신감을 회복하지 못한 정세현 씨의 고민은 유방암을 앓아 본 여성들이 공통적으로 걱정하는 부분일 겁니다.

새로운 가슴과 친해져요

유방 상실에 따른 심리적인 충격으로 인해 스스로 고립되는 여성들을 위해 최근의 유방암 치료는 완치율만큼이나 그녀들의 삶에 대한 고민 해결에 많은 관심을 두고 있습니다. 예전과 달리 초기 유방암의 경우 가슴의 일부를 절제하는 유방보존수술을 시행하여 가슴의 변형을 줄이며, 전절제의 경우도 유방복원수술을 동시에 진행하는 방향으로 변하는 추세입니다

최근에는 암 치료에 치중하느라 재건을 생각할 여유가 없이 수술을 받았던 여성들이 유방 절제 수술 후 1년 혹은 그 이상이 지난 이후에도 미용적인 면과 자신감을 얻기 위해 복원 수술을 하는 경우도 많습니다. 그까짓 가슴이라고 외치던 중년 여성도 전절제술을 받은 몇 년 후에 상실감을 견디지 못해 유방복원술을 받는 경우도 종종 볼 수 있습니다.

올해로 예순 살이 넘은 최보경 씨는 유방암 수술 후 2년 만에 유방복원수술을 받아 자신감을 회복하였지만, 그 과정이 결코 쉽지만은 않았습니다. 앞으로 얼마나 더 산다고 대체 무엇을 위해 이 힘든 과정을 겪어야 하는 것인지, 수술 후 자신감을 되찾을 수는 있을지 하

루에도 수십 번을 머릿속에서 고민했지만, 그녀는 한 가지만 생각하기로 했습니다.

'하루를 살아도 당당히 살고 싶다….'

더 이상 움츠리지 않고, 당당하게 가슴을 펴고 싶은 그녀의 소망이 선택한 결정일 것입니다.

수술 후 오랫동안 하지 않았던 브래지어가 불편하고 힘들게 느껴지면서 새로운 가슴과 친해지고 익숙해지기까지 생각보다 긴 시간이 걸릴지 모릅니다.

반면 유방절제술을 받은 여성들이 복원을 하지 않는 경우에는 인조유방을 사용하게 됩니다. 인조유방은 수술 부위에 유방의 모양과 무게, 형태를 실제와 유사하게 실리콘으로 만들어 착용할 수 있게 만든 것으로, 외관뿐 아니라 가슴 양쪽 무게의 균형으로 자세를 잡아주는데도 중요한 역할을 합니다. 대개 상처가 회복되는 시기인 수술 후 2~3개월 후에 착용하게 되며 인조유방으로 인한 신체 활동의 제한은 적은 편입니다.

없어진 가슴으로 인해 위축되어 오랜 시간 힘들어 하는 후배들에게 한쪽 가슴을 탓하지 말고 그 속에서 자기만족을 얻으라고 충고하는 유방암 선배들도 있습니다. 43세의 젊은 나이에 전절제를 해야만 했던 정세현 씨는 유방복원수술을 하지 않았습니다.

"제가 어렸을 때 고모가 유방암 수술을 하셨어요. 지금처럼 실리콘 인조유방 같은 게 없을 때라 늘 천을 가슴에 두르고 계셨는데 굉장히 이상했어요. 가슴이 없다는 게 도대체 어떤 걸까, 어떻게 생겼을까, 그러면 유두는 어떻게 되어 있지? 그런 상상을 했어요. 지금은 그때

고모가 참 힘들었겠다는 생각이 많이 들어요. 생각해보면 가슴은 안 보이고, 그나마 모양도 가릴 수 있잖아요. 사실 사람 욕심이 끝이 없어요. 사지가 멀쩡한 게 얼마나 행복한 거야, 괜찮아, 이렇게 위안을 하면서 견뎌낸 거죠. 그렇게 나한테 최면을 많이 걸었던 것 같아요."

고모의 경험으로 인해 위안을 받았다며 마음을 다잡으려 노력했던 그녀였습니다.

전절제를 하고 5년간 청소년 런닝과 스포츠 웨어를 이용했다는 또 다른 선배 이숙영 씨도 5년 만에 브래지어를 할 수 있다는 것에 감사할 뿐이었다고 말합니다.

"삶에 대한 시각이 달라졌어요. 수영하러 다니는데 함께 수영하는 사람들 중 몇 명은 저처럼 몸에 수술 자국, 훈장들이 있어요. 다들 한쪽 가슴이 없어도 패드를 넣어서 수영복 입고 잘 다녀요. 남들 시선 개의치 말고 휘둘리지 마세요."

새로운 가슴과 친해지기가 처음부터 쉽지는 않을 겁니다. 하지만 생명과 맞바꾼 가슴을 부끄러워하지는 마세요. 감사하는 마음으로 새로운 가슴을 바라보면서 있는 그대로의 나 자신을 사랑하도록 노력해보세요. 시

Memo

인조유방 관련 제품에 대하여

1. 인조유방이란? 외형적으로 소실된 유방의 일부 혹은 전체를 보완하는 것으로 흔히 임시인조유방과 실리콘인조유방으로 구분된다. 한국인의 평균 유방 무게는 200~400g임을 감안하여 착용한다.

2. 착용 시기는? 임시 인조유방은 수술 직후 바로 사용 가능하나 실리콘의 경우 수술 부위가 충분히 치유가 되어야 하므로 수술 후 약 6~8주 후 착용한다. 단, 다음 치료로 인하여 체중의 변화나 피부 조직의 손상이 예상될 경우 착용 시기를 신중히 고려해야 한다.

3. 실리콘 인조유방 관리 척추의 균형을 위해 사용되는 이 제품은 세안하듯이 중성세제로 미지근한 물에 매일 세척하며, 부드러운 천으로 물기를 제거한다. 열과 날카로운 것에 약하므로 접촉을 피하며, 사용하지 않을 때는 본래 틀에 보관한다.

각이 달라지면 세상이 달라집니다.

| 나만의 머리 스타일로 바꿔요 |

"예전에는 말리는 게 귀찮아서 이틀에 한 번씩 머리를 감았는데, 지금은 머리를 감는다는 게 너무 행복한 거예요. 항암 치료 받고 머리카락이 없을 때는 미용실 가서 파마하고 염색하는 여자들이 너무 부러웠거든요. 지금은 머리카락을 말리면서 행복해요. 이거 없었으면 어땠을까 싶어요."

항암제로 인해 머리가 빠지는 경험을 했던 유방암 여성이라면 정세현 씨의 마음을 이해할 수 있을 겁니다. 어떤 선배들은 유방암에 걸린 충격보다 머리카락이 빠질 때 상실감이 더 컸다고 하는 경우도 있을 정도로 힘든 과정이라고 말합니다.

유방암에 쓰이는 항암제는 암세포 외에 정상세포에도 영향을 주기 때문에 속눈썹, 머리카락 등 몸에 있는 털이 부분 혹은 완전하게 탈모가 됩니다. 하지만 치료가 끝나고 1~2개월이 지나면 새로운 머리카락이 자라기 시작합니다. 새로 나는 머리카락은 이전의 머리카락과 달라서 색깔, 굵기 등이 변화되지만 대부분의 경우 1년이 지나면 정상 머릿결로 돌아옵니다.

머리카락이 새로 자랄 때마다 한 뼘씩 커지는 외모에 대한 희망과 자신감을 상상하며 낯설지만 나만의 헤어스타일, 그리고 새로운 삶의 스타일도 디자인해보는 건 어떨까요.

머리카락은 빗살이 적고 부드러운 빗으로 매일 빗어주는 것이 좋고, 샴푸 전과 머리를 감고 난 후에는 다 마른 후에 빗어야 손상이 적습니다. 치료 후 6개월까지는 두피에 자극을 줄 수 있으므로 드라이기의 뜨거운 바람으로 말리는 것은 가급적 피하세요. 머리는 저녁에 감는 것이 좋고, 37도 정도로 미지근한 물로 샴푸나 린스의 잔여물이 남지 않도록 충분히 헹궈야 합니다. 파마나 염색은 치료가 끝나고 6개월이 지나서 하는 것이 좋습니다.

| 예민해진 피부를 관리해주세요 |

항암 치료 중에는 피부가 건조해지고 색이 칙칙하게 변할 수 있으며, 약한 자극에도 예민하게 반응합니다. 따라서 치료를 마친 후에도 예민해진 피부를 다독이기까지는 세심한 노력이 필요합니다. 무엇보다도 피부가 건조해지면 가렵거나 갈라져 감염이 생길 수 있으므로 수분 공급이 중요합니다. 따라서 수분크림을 꼼꼼히 바르고, 하루 8잔 이상의 물을 마시는 것이 좋습니다. 샤워는 뜨거운 물을 피하고 약산성이나 중성 제품의 순한 비누를 사용하며, 20~30분 안에 끝내도록 합니다. 보습제를 틈틈이 발라주고, 실내 습도는 65%, 실내 온도는 낮게 유지하는 것이 피부 보습 유지에 도움이 됩니다.

자외선 차단도 피부 관리에 매우 중요합니다. 자외선으로 인해 피부에 있는 멜라닌 세포가 증가해 색이 칙칙해지고 기미가 생길 수 있으며, 심하면 화상을 입은 것처럼 붉어지기도 합니다. 흐린 날에도 꼭 선크림을 발라야 하며, 외출하기 30분 전에 바르고, 이후 2시간 간격으로 덧바릅니다. 선크림은 자외선 차단지수 SPF(15~30) PA+++(3단계 이상) 제품을 사용하는 것이 좋습니다. 자외선이 강한 낮에 외출 시나 산에 오를 때에는 챙이 넓은 모자, 긴 소매의 옷을 활용하고 선글라스를 착용하도록 합니다. 외출에서 돌아온 후에는 클렌징을 꼼꼼히 해야 하며 마무리는 되도록 찬물로 합니다. 각질이 심한 피부는 우유로, 여드름 피부에는 녹차 물로 세안을 해도 좋습니다.

항암 치료로 인해 손발톱이 검게 착색되거나 누렇게 변하며 딱딱해질 수도 있습니다. 이런 경우 매니큐어나 인조손톱은 사용하지 마시고 손톱 보습제를 바르도록 하세요.

Lesson 17. 예방접종, 미리미리 챙기자

암 치료를 마친 환자들은 면역력이 떨어져 세균 관련 질환에 취약해질 우려가 있습니다. 특히 사람이 많은 곳은 독감이 퍼지기 쉽고, 공기가 나쁘기 때문에 호흡기 질환이나 감기로 인해 합병증이 발생할 수도 있습니다. 때문에 새로운 몸을 건강하게 유지하기 위해서는 예방접종을 미리미리 챙겨주어야 합니다.

"친구들이 예방접종 맞았냐 하기에 '그거 연세 많으신 분들이나 맞는 거 아냐?' 했다가, 이번 겨울에 독감으로 고생했어요."

김정인 씨는 유방암으로는 6년 차 선배이지만 건강에 대해 자만은 금물이라는 교훈을 새삼 확인했다고 전합니다. 그런데 그녀뿐만 아니라 상당수의 암 경험자들이 인플루엔자 예방접종의 필요성에 대해 잘 알지 못하거나, 효과와 부작용에 대한 잘못된 생각으로 예방접종을 생각해보지 않은 경우가 많다고 합니다. 유방암의 경험 유무를 떠나 예방접종 역시 반드시 챙겨줘야 할 건강수칙입니다.

| 독감 예방주사를 챙겨요 |

독감 예방접종은 접종 후에 생성되는 항체의 예방 효과가 약 6개월 정도 지속되기 때문에 일 년에 한 번씩 꼭 접종해야 합니다. 또한 해마다 유행하는 독감 바이러스가 다르기 때문에 종류를 미리 예측하여 제조한 독감 백신을 다시 접종해주어야 예방 효과를 높일 수 있습니다. 암을 경험한 사람들은 인플루엔자에 감염되거나 이로 인한 합병증을 앓게 될 가능성이 높기 때문에 고위험군으로 분류되며, 반드시 독감 예방주사를 맞아야 합니다. 뿐만 아니라 누구나 인플루엔자에 감염될 수 있기 때문에 현재 건강 상태가 양호한 사람과 고위험군의 가족들도 백신을 맞아야 합니다. 단, 생후 6개월 미만 영아, 과거 인플루엔자 예방접종 후 심한 과민 증상을 보인 사람, 그리고 달걀 알레르기가 있는 사람은 독감 예방접종을 하지 않는 것이 좋습니다.

Memo

독감 예방법

실내 습도가 50% 이하거나 70% 이상일 때, 그리고 체온이 낮을 때 바이러스 활동이 활발해집니다. 따라서 습도는 50%로 유지하고, 실내 온도를 20도 안팎으로 유지하고 내의를 착용해 체온을 따뜻하게 유지하는 것이 좋습니다. 자주 손을 씻고 외출 후 바로 양치질, 세수를 합니다.

| 자궁경부암도 예방하세요 |

2011년 세계 암 통계 보고를 보면, 여성에게 발병하는 암 가운데 유방암·대장암 다음으로 흔하게 발생하는 암이 자궁경부암입니다. 자궁경부암은 자궁과 질의 연결부에 생기는 암으로, 대개는 인유두종 바이러스(HPV)로 발생하여 수년간 단계를 거쳐 암으로 발전합니다. 10명의 여성 중 약 8명이 일생에 한 번 이상 이 바이러스에 감염되었다가 저절로 완치될 만큼 흔하며, 주로 성생활을 하는 여성에게서 나타나는데 80% 이상이 50세 이전에 감염됩니다.

특별한 초기 증상은 없지만, 질 분비물이 늘어나고 생리 이외의 질 출혈(특히 성관계 후에 출혈이 특징적)이 있을 수 있습니다. 이러한 증상이 모두 자궁경부암이라고 단정할 수는 없습니다. 따라서 눈에 확연히 나타나는 증상이 생기는 말기에 병원을 방문하여 치료 시기를 놓치는 경우가 많습니다. 말기 증상으로는 혈뇨, 혈변, 다리가 붓는 증상 등이 있습니다.

따라서 자궁경부암을 조기에 진단하고 예방하기 위해서는 성관계를 시작한 후 주기적인 산부인과 진찰이 필요합니다. 특히 암 예방 백신이 유일하게 대중화되어 있는 암종이니 만큼 예방접종 주사가 중요합니다. 물론 예방접종 주사를 통해 100% 예방이 되는 것은 아니지만 자궁경부암이 발생하기 전에 접종하면 80% 이상 예방이 가능합니다. 만 9세 이상의 여성은 누구나 접종 가능하며 성관계를 시작하기 전에 맞는 것이 가장 좋지만, 성관계를 가진 이후라도 45세 이전의 여성들은 전문의와 상담 후 백신을 맞는 것이 좋습니다.

자궁경부암 백신은 6개월 동안 총 3회 접종 받으면 되는데, 1차 접종 후 1개월 후에 2차 접종, 6개월 후에 3차 접종을 하며 다른 예방접종과 동시 투여도 가능합니다.

　인간에게 있어 성(性)은 먹고 자는 일과 같은 본능이며 이성 간에 있어서 중요한 사랑의 대화입니다. 그러나 죽음에의 공포와 위기의식에 짓눌리다 보니 유방암 진단 시부터 치료가 끝나고 얼마의 기간까지는 성관계가 중요한 관심사에서 빗겨나게 됩니다. 하지만 다시 일상으로 돌아온 후, 성 역시 회복되어야 할 삶의 일부입니다.

　그런데 유방암을 겪은 여성들은 성관계 및 부부생활에서 이전보다 힘들거나 조심스러워진다고 토로합니다.

　"수술하고 민감해져서 따로 자자고 했어요. 전에는 머리만 대면 잤는데 치료하면서 예민해지니까 옆에서 내는 숨소리도 거슬려서 같이 자기가 힘든 거예요. 피곤하면 안 되는 상태인데다, 잠이 보약인데 편하게 자자 싶어서 이후로는 침대를 각자 써요. 이제는 같이 자면 서로 불편하고 잠을 푹 못 자요. 같이 자고 싶어도 못 자는 거죠."

　김정인 씨는 수술 후 예민해진 신경과 신체적 변화 때문에 남편과 떨어져 자는 쪽을 택했다고 합니다.

　실제로 유방암 선배 중 많은 이들이 현재 남편과 성관계를 전혀 하지 않거나 드물게 하고 있다는 대답이 많았습니다. 유방암 발병 이전부터 문제가 있던 부부는 암이라는 폭탄과 그 치료 과정으로 인해서 관계가 더욱 악화되기도 합니다. 그리고 대다수는 정상적인 노화와 유방암 후유증, 폐경으로 인한 상실감까지 더해지면서 성적 자신감을 잃고 성관계도 불편해졌다고 합니다.

　"하기가 싫더라고요. 성욕도 전혀 없고, 가슴이 없으니 여성으로서 매력도 없는 것 같아서 남편에게 보여주기가 부끄럽고, 몸의 탄력도 떨어져서 남편이 내 옆에 오는 걸 거부했어요. 그러다 보니까 지금은 아예 오지도 않아요." - 강현미 씨(58세, 2008년 2월 3기 진단)

"거의 안 해요. 유방암 이전에도 질이 빨리 건조해져서 별로 안 했지만, 그래도 관계가 없으면 미묘하게 짜증이 났거든요. 그런데 지금은 그런 것도 전혀 없어요. 남편이 외도하면 어쩌냐고 남들이 물어보는데, 저는 사실 바람 피워도 상관없다고 생각해요." - 안수임 씨(48세, 2010년 5월 3기 진단)

"성관계를 할 때 아파서 산부인과 진료 볼 때 말했더니 윤활제를 주셨어요. 그런데 성욕이 별로 없어요. 처음에는 성욕이 50% 정도 떨어지더니, 지금은 더 떨어져서 남편이 안 만지면 아예 생각조차 안 나요." - 정세현 씨(45세, 2010년 진단)

유방암을 겪은 후에는 특히 성적 욕구의 저하, 성관계에 대한 불만족과 오르가즘을 충분히 느끼지 못하거나 또는 성교 중 통증으로 인해 힘들어 하는 경우가 많았습니다. 하지만 원만한 성생활은 스트레스를 낮추고 우울증을 줄이며, 만족스러운 성관계는 면역체계를 강화하고 혈액순환을 촉진합니다. 결혼한 사람들이 심장병과 당뇨에 걸릴 확률이 낮아진다는 연구 결과도 있습니다.

사랑하는 것이 건강에 좋다는 것을 기억하세요.

1) 대화하기

부부가 서로의 문제점과 어려움을 보완하고 건강한 성생활을 회복하고 싶다면, 반드시 건너야 할 다리가 있습니다. 바로 부부간의 진솔한 대화입니다. 두 사람이 성문제에 대해 대화를 나누고, 서로가 느끼는 감정이나 육체적 염려에 솔직해진다면, 보다 만족한 성생활을 되찾을 수 있습니다. 처음에는 성에 관한 주제로 이야기를 나누는 것이 다소 불편하고 어려울 수도 있지만, 마음을 열고 서로가 느끼고 있는 어려움을 이해하려고 노력한다면 성생활뿐만 아니라 정서적 유대감과 신뢰까지 돈독해지는 계기가 됩니다.

아무리 어렵고 힘든 과정도 서로가 마음을 열고 노력한다면 시간이 지나면서 해결될 수 있다는 것을 유방암 선배들은 실제 경험으로 보여줍니다. 마흔 다섯 살, 중년의 고개를 넘고 있는 정세현 씨도 남편의 이야기를 들으면서 서로의 고충을 나누게 되었습니다.

"성욕은 개인의 취향인 것 같아요. 유방암을 겪기 전에는 성관계가 뜨거운 물에 시원하게 씻는 기분이었다면, 지금은 미지근한 물에 빨리 씻어야 되는 그런 느낌이에요. 남편들도 40~50대가 되면 성욕이 약간 떨어지는 시기잖아요. 여성의 분비물이 적게 나오면 남자도 아프고 관계 후 붓는 느낌이 나서 성욕이 떨어진다고 하더라고요. 그러다 보니 점점 멀어지고 안 하고 싶고, 부인이 아플까봐 배려하는 것도 있지만 자신도 겁이 난다고 하더라고요. 저도 처음에는 아팠는데 지나고 나니까 괜찮더라고요. 삽입할 때는 여전히 아프지만 조금 시간이 지나면 괜찮아져요.”

대화를 통해 서로를 이해하고 배려하게 된다면 보다 더 원만한 성생활을 시작할 수 있습니다.

2) 받아들이기

유방암으로 수술을 받은 여성들 대부분은 한쪽 가슴이 없거나 흉터를 가졌다는 이유로, 여성성을 상실하여 매력이 없어졌다고 생각합니다. 이러한 육체적 변화를 슬퍼하고 받아들이기 힘들다고 생각하는 것은 어쩌면 당연한 일입니다. 그러나 문제는 이러한 상실감과 슬픔이 여성의 잘못이나 수치심으로 여겨져 부부간의 문제에까지 영향을 미치고 있다는 것입니다.

“아무래도 벗은 몸을 보여주기가 쉽지 않고, 남자들도 막상 보면 꺼려질 것 같아요. 그래서 아직 보여주지는 못했어요.”

유방전절제술을 하고 1년이 되지 않은 권호정 씨도 유방의 상실감을 이겨내지 못한 채, 아직 남편에게조차 자신의 몸을 감추고 있습니다. 하지만 성적인 건강을 되찾기 위해서는 변화된 자신의 몸을 먼저 받아들이고 사랑하는 법을 익혀야 합니다. 물론 결코 쉬운 일은 아닐 겁니다. 변화된 몸이 낯설고 불편할 수밖에 없습니다. 상처와 화해가 이루어지기 위해서는 자신의 벗은 몸을 마주보고 사랑하는 아이의 상처를 어루만지듯, ‘괜찮아’라는 메시지와 함께 스스로를 포용하는 것부터 시작해보세요.

남편들 역시 처음 대하는 아내의 수술 자국이 놀랍거나 낯설고 때로는 성적 매력이 떨어진다고 생각할 수도 있을 것입니다. 그러나 진단 후 아내의 가슴과 흉터에 대해 솔직한 자신의 생각을 아내에게 전하되 그녀가 상처받지 않게 말해주세요. 오히려 애매하거나 부정적인 남편의 태도는 아내에게 가슴의 수술 자국보다 더 큰 상처가 될 수 있으므로 진솔한 생각을 말하되 이해와 위로를 담은 마음이 충분히 전해져야 할 것입니다.

3) 기다려주기

성관계가 생각보다 매끄럽지 않아 서로에게 좌절감을 느꼈다면, 부끄러워하거나 비난하지 말고 둘 사이에 문제가 있다는 것을 인정하는 것부터 시작하세요.

"치료가 끝나고 한 번 시도했다가 죽는 줄 알았어요. 두 번 다시 못 오게 손들었죠. 남편도 겁이 났나 봐요. 그런데 자꾸 하다보니까 다시 회복이 되고 지금은 오히려 제가 성욕을 느껴요."

50세가 넘어 유방암을 진단받았을 때만 해도 남편과 다시 사랑을 나눌 것이라고 생각하지 못한 정희선 씨였습니다. 때로는 이래도 되는 건지 고민될 정도로 성욕이 증가했다며 스스로에게 놀라는 그녀입니다.

"시간이 지나면 체력도, 정신도 돌아오는 것 같아요. 터치가 많을수록 좋다는 생각이 들어서 자주 해보니까 둘이 같이 있으면 만지고 싶어져요. 그러면 남편이 예전보다도 오히려 성욕이 왕성해졌다고 하는데, 저 스스로도 그걸 느껴요. 자꾸 애무를 하다 보면 엔도르핀이 돌아요."

여성의 경우 30~40세 전까지는 성적 흥미를 느끼지 못하다가 오히려 그 이후에 성적 욕구를 느끼고, 흥분감도 더 잘 느낀다는 연구 결과도 있습니다. 즉, 치료가 끝난 여성들에게 성적인 변화와 회복은 정상적인 반응으로 봐도 무관하다는 것입니다.

성관계에 있어 배우자가 원할 때까지 기다리지 말고 솔직하게 먼저 이야기해보는 것도 서로간의 좋은 사랑을 만들 수 있는 방법입니다. 성에 대한 왜곡된 인식으로 성관계나 애정 표현 등을 단절해 버린다면 건강한 삶의 중요한 한 조각을 잃어버리는 것과 같습니다. 내면 깊숙이 묻어두거나 외면했던 성을 당당히 마주하고, 육체적 친밀감과 생생한 감정의 교류를 경험해보세요.

| 부부의 원칙을 만드세요 |

1) 같이 즐겨라

유방암을 경험한 여성들이 자칫 수술 자국에 대한 죄책감을 가지거나 남편에 대한 미안함으로 원하지 않는 성관계를 맺는 경우가 많은데, '부부의 성'은 같이 즐기는 것에서부터 출발한다고 유방암 선배들은 강조합니다.

"20~30대의 달아오르는 사랑이 지나면 건강한 부부도 권태기가 생겨 성생활을 하기 힘들어져요. 정상적이었어도 지금 나이면 성욕이 떨어질 나이니까요. 저는 몸이 피곤해서 하기 힘들 때는 남편한테 솔직하게 얘기하는 편이에요. 특히 남편이 술을 먹으면 안 해요. 부부의 성은 같이 즐겨야 되는데 남편이 술 취한 상태에서는 시간이나 강도를 조절할 수 없거든요. 다행히 남편이 이해를 잘 해줘서 나름

   유방암 라이프 스타일

저희 부부의 원칙이 되었죠."

결혼 초기부터 성과 관련해서 남편과 솔직히 의견을 나누는 편이었던 김정인 씨(50세)는 암을 겪은 이후에도 원칙과 대화를 통해 원만하게 극복하고 있다고 합니다.

2) 다른 방법으로 사랑을 나누자

유방암 치료 후 여러 가지 이유로 성생활에 불편감을 느낀다면, 생각을 넓혀, 사랑을 나누고 기쁨을 공유하는 다른 방법을 찾아보는 것도 좋습니다. 전문가들은 적극적인 행위만이 아니라 안아주기, 손잡기 등의 가벼운 신체적 접촉으로도 성적 만족감을 충분히 높일 수 있다고 말합니다. 또한 서로의 등과 다리를 쓰다듬어주고 로션, 오일 등을 이용하여 마사지를 해주거나 목욕을 같이 하는 방법도 있습니다. 이러한 방법을 통해 성관계에 대한 거부감은 사라지고 느려진 성적 반응과 욕구를 일깨워 자극에 대한 반응을 높이는데도 도움을 줄 수 있을 것입니다.

그 외 폐경으로 인한 에스트로겐 소실 때문에 질의 건조함이나 질벽의 약화로 성교통이 발생하는 경우, 윤활제가 도움이 될 수 있습니다. 하지만 조심해서 사용하지 않으면 역효과가 생기는 경우도 있으니 주의해야 합니다. 이미 경험을 해본 유방암 선배들도 처음 접해본 윤활제로 인해 당황한 경우들이 있었습니다.

"윤활제를 나한테 쓰는 건지, 남편한테 쓰는 건지, 어떻게 해야 될지 몰라서 나한테도 해보고 남편한테도 했는데 완전히 고생했어요. 게다가 양 조절에 실패해서 소리가 너무 나니까 오히려 집중이 안 되더라고요.”

윤활제를 사용할 때는 삽입 직전뿐만 아니라 애무하고 탐색하는 과정에서도 이용하며, 손에 약간 바른 다음 가볍게 서로를 문질러 주어도 도움이 됩니다.

또한 성교를 하는 동안 두 사람 모두 즐길 수 있는 방법을 찾기 위해 다양한 체위를 시도해보는 것이 좋습니다. 여러 가지 시도들에도 불구하고 성관계에 대한 경계심이 풀어지지 않고 부부의 성이 해결되지 않는다면, 전문가의 조언을 듣는 것도 관계를 개선하는 전환점이 될 수 있습니다.

이러한 과정을 통해 부부간의 의사소통과 심리적 안정을 찾아가면서 원만한 관계를 되찾을 수 있다면, 서로의 사랑과 신뢰를 더욱 돈독히 하는 데 훨씬 좋은 윤활유가 될 것입니다.

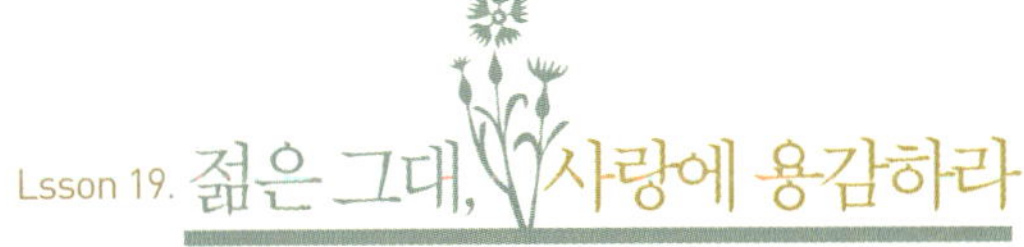

Lsson 19. 젊은 그대, 사랑에 용감하라

치열한 삶 속에서 활기차게 누비고 다녀야 할 나이에 유방암은 또 다른 절망감을 안겨 줍니다. 아직 사랑할 시간이 많은 그녀들이기에 더욱 그렇습니다.

이예진 씨(32세, 2010년 5월 2기 진단) 역시 푸르른 봄에 예고 없이 찾아온 손님을 맞게 되었습니다. 바로 유방암이었습니다. 허심탄회하게 들려주는 그녀의 사연은 미혼 여성들이 겪어야 하는 또 다른 고민을 엿볼 수 있습니다.

"처음 발병했을 때 남자친구가 있었어요. 유방암이라는 것을 알고도 피부에 안 와 닿았는지 심각하게 생각을 안 하더라고요. 제 생각은 안 하고 친구들과 어울리고 그런 것이 너무 속상했어요. 난 이렇게 힘든데 이 사람은 아무렇지 않게 잘 지내는구나 싶고, 옆에서 서운함을 느끼다보니 스트레스를 계속 받아서 결국 헤어졌어요. 혼자 지내는 편이 오히려 마음이 편하고 스트레스를 덜 받았던 것 같아요. 아프니까 예민해지고 몰라주는 것에 대해 서운하고 배려 없는 행동 하나하나가 거슬렸거든요. 어떻게 보면 남자친구는 전과 똑같고 나의 상태가 변한 건데, 자꾸 내가 나를 힘들게 했던 거죠."

치료를 마칠 때까지도 새로운 이성과의 만남에 대한 마음은 희미해져 외로움을 숙명처럼 받아들여버린 그녀였습니다.

대다수의 미혼 여성들은 유방암 이후 새로운 사랑에 대해 서툴러서 사랑을 시작하기도 전에 포기해 버리게 된다고 말합니다. 여러 가지 복합적인 이유들이 얽혀 있지만, 무엇보다도 '상처받을까 두려운 마음'이 큽니다. 자신의 유방암에 대해 언제 어떻게 밝히고 어디까지 말해야 하는지, 혹여 암을 숨기고 만남을 시작하는 것이 신뢰에 대한 배반은 아닌지 갈등하며, 유방암이라는 사실을 알고 사랑하는 사람이 떠난다면 유방암 그 자체가 견디지 못할 상처가 될 수 있기 때문입니다.

그래서인지 이예진 씨는 현재 있는 그대로의 자신을 받아들일 수 있는 연인을 만나지 못할 것이라는 생각에서 벗어나지 못했습니다. 때문에 다가오는 사람들과 새로운 관계를 맺기 위한 용기를 내지 못하고 자신감 역시 회복하지 못해 힘들었습니다. 그리고 새롭게 다시 찾아 온 인연 앞에서도 여전히 두려움을 떨치기 어려운 그녀입니다.

"만나기 전에 많이 망설였어요. 그래서 처음에는 안 만나려고 했어요. 내게 다가오는 것에 대해서 두려움도 있었고, 상처가 있다고 알리는 게 어려워서 자꾸 방어를 하게 됐지요. 사귀지 말아야지 마음먹었는데, 인연이라는 게 자꾸만 흘러가더군요."

회복 과정에서 맞닥뜨리게 되는 여러 가지 상황 속에서 필요한 것은 자신을 드러내놓는 일이었지만, 그녀는 아직까지 고민 중이라고 합니다.

이처럼 유방암을 경험한 미혼 여성들은 사랑을 찾거나 유지하는 데 있어 여러 가지 문제에 직면할 수 있습니다. 선배들은 진단 당시 남자친구가 있을 경우에는 무엇보다 서로간의 신뢰가 중요하다고 말합니다. 만약 새로 만남을 시작하는 경우라면 첫 만남부터 남자에게 암에 관해서 말할 필요는 없다고 전합니다. 물론 시간이 지난 후에는 지금 어느 정도의 단계인지 자신의 몸을 받아들였던 과정과 가슴에 난 상처에 대해 그가 놀라지 않도록 명확하게 설명해주는 게 필요하다고 합니다.

반대로 여성에 대한 남자의 생각을 솔직하게 듣는 것도 필요합니다. 성급하게 서두르기보다는 시간을 갖고 어떤 느낌인지, 받아들일 준비가 되어 있는지 확인하는 과정이 필요합니다.

여성들이 유방암으로 인한 고통이 오직 자신만의 일이며 그가 결코 이해해주지 못할 것이라고 지레 단정하고 선을 긋는 것은, 스스로 어두운 방에서 문을 잠그고 홀로 남는 일을 자처하는 것입니다. 유방

   유방암 라이프 스타일

암 진단이 남자친구에게 끼칠 수 있는 영향을 과소평가해서는 안 되며, 그도 역시 미래에 대한 두려움과 불안을 느낄 수 있다는 사실을 인정해야 합니다. 또한 남자친구의 도움에 미안함을 가지기보다는 함께 이겨낸다는 생각으로 마음의 균형을 유지하기 위한 노력을 하는 것이 무엇보다 중요합니다.

| 엄마이고 싶어요 |

27세의 이해랑 씨는 남자친구와 결혼을 준비하는 과정에서 또 다른 힘든 과정을 겪고 있습니다.

"원래 결혼을 준비하던 중에 병이 발병했어요. 치료기간을 지내고 나니 아기도 낳아야 되는데… 하는 여러 가지 복잡한 생각도 들면서 총체적인 난국에 부딪쳤어요."

사랑으로 유방암을 극복해가고 있지만 걱정을 놓지 못하는 문제는 바로 임신과 출산입니다. 임신에 대한 계획을 갖고 있거나 결혼을 생각하고 있는 여성이라면 '암 치료 후 아기를 낳을 수 있을까?'라는 질문부터 하게 될 것입니다. 이미 유방암 치료 과정을 통해 많은 상실감을 경험한 젊은 여성에게 임신과 출산의 기회를 잃을 수도 있다는 박탈감은 가장 두려운 부분 중 하나입니다. 게다가 임신으로 인하여 재발이 되지 않을까 하는 걱정도 내려놓지 못합니다. 현재까지의 연구에서는 성공적으로 암 치료를 마친 경우, 특히 건강한 몇 년을 보낸 이후의 임신과 재발과의 연관성은 적다는 결과 보고가 많습니다.

그렇다면 이처럼 민감하고 조심스러운 유방암 치료 후 임신과 출산에 대한 문제는 어떻게 접근을 해야 할까요?

1) 임신

여력이 된다면 사전에 임신과 출산에 대해 고려하고 있음을 담당 의료진과 논의한 후 치료를 시작하는 것이 좋습니다. 이러한 경우 전문의들은 난소의 기능을 유지하는 보조 화학요법을 병행하는데, 이는 일시적인 폐경 효과로 난소를 잠시 닫아두었다가 치료 후 되살리는 방법입니다. 드물게는 난자 보관도 방법이 될 수 있습니다.

대부분의 경우 유방암 치료가 끝나고 3~5년의 시기가 지난 후 임신을 하는 것이 가장 안전합니다. 왜냐하면 초기 유방암의 경우 임신이 암의 재발에 영향을 주지 않는다는 것이 전문가들의 의견이지만, 전이성 유방암에서는 아직 연구가 부족한 상황이기 때문입니다. 특히 에스트로겐 민감성 유방암일 경우 임신 기간 내 증가하는 에스트로겐으로 인해 재발의 위험성이 높아질 수도 있기 때문인데요. 유방암 3기 이상일 경우는 재발률을 높일 수도 있으므로 신중하게 생각하여야 하며, 전문의들과 상의가 필요합니다.

암 재발 위험률을 낮추기 위해 타목시펜 등 항호르몬 치료를 받는 경우라면 약물이 태아에 미치는 영향 등 고려해 봐야 할 것이 많습니다. 5년, 혹은 그 이상의 시간이 결코 짧지만은 않기에 가족계획에 대해 배우자와 상의 후 병기, 치료 시기 및 추후 임신 가능성, 전문가의 의견 등을 반영하여 심사숙고할 필요가 있는 것입니다. 임신을 원한다면, 의료진과 상의하여 치료를 일시적으로 중단할 수도 있습니다. 보통 임신 3~6개월 전부터 약물을 중단하고 임신을 시도합니다.

2) 출산

아기를 낳더라도 항암요법이나 방사선 치료를 한 경우 자신에게 노출되었던 치료가 자녀에게 좋지 않은 영향을 미치는 것은 아닐까 하는 염려를 하기도 합니다. 현재까지 연구에서는 유방암 치료를 위해 받았던 항암약물이 건강한 아이를 가지는데 큰 영향을 주지는 않는다고 합니다. 또한 방사선 치료를 받은 유방에서 모유가 나오지 않을 가능성은 있지만, 방사선 치료 후에는 모유 수유가 가능하고 산모와 아이 모두에게 해가 되지 않는다는 것이 전문가들의 의견입니다.

때로는 자신의 건강과 아이의 생명에 대해 무엇이 더 중요한가 고민하게 되는 상황에 맞닥뜨릴 수도 있습니다. 어느 쪽을 옳고 그르다 할 수 없지만, 자신의 생명과 아이의 탄생을 맞바꿔야 하는 선택이라면 숨 더 깊이 고민해야 할 것입니다. 과연 자신이 없는 세상에 아이와 남편만을 남겨두는 것이 책임 있는 행위인지도 진지하게 생각해봐야 합니다.

남들과 같은 삶이 아니라고 해서 상대적 박탈감에 위축되고 괴로워하지 마세요. 무엇보다도 자신의 생명을 소중하게 생각하며 책임감을 가지고 미래의 삶을 설계해야 한다는 것을 잊지 마시기 바랍니다.

젊은 유방암, 임신에 관하여 궁금한 것들

이수현(연세대세브란스병원 종양내과)

원칙적으로 유방암을 진단 받은 가임기 젊은 여성의 경우, 이후 임신 가능성에 대해 의료진과 상의하고 치료 후 불임 가능성을 고려하여 난자 혹은 수정란을 냉동보관한 후 항암 치료를 시작하라고 되어 있습니다. 성숙한 난자, 혹은 아직 미성숙한 난자를 채취하려면, 난소 상태를 경과 관찰하여 배란주기를 맞추고 채취에 적절한 날짜를 잡아 난자를 채취해야 합니다. 반드시 전신마취를 통한 수술로 채취하지 않아도 됩니다.

그렇지만 4주를 주기로 하는 배란 날짜를 고려해야 하기 때문에 난자 채취에는 어느 정도 시간이 필요합니다. 그렇게 시간을 끌면서 난자를 미리 보관하는 환자는 거의 없는 것 같습니다.

혹은 유방암 수술을 할 때 전신마취를 하니까, 당일에 산부인과에서 동시 수술에 들어가 난자를 채취하는 방법도 있습니다. 그러려면 난소 배란일에 맞춰 수술 날짜를 잡아야 합니다. 하지만 현실적으로 병원 수술 스케줄이나 기타 여러 정황적 요인을 고려했을 때, 그렇게까지 미리 준비하면서 수술을 하기는 쉽지 않습니다.

채취한 난자를 냉동 보관할 수도 있고, 배우자가 있는 경우라면 정자를 난자에 주입하여 수정란을 만들어 냉동 보관하는 방법도 있습니다. 임신 성공률의 입장에서 보면 난자보다는 수정란이 더 성공률이 높다고 합니다. 그렇게 보관을 해놓고 나중에 완치되었다고 생각될 때 회수하여 사용할 수 있습니다.

난소의 기능을 보호하기 위한 목적으로 항암 치료를 시작하기 2주 전부터(혹은 항암 치료를 시작할 때 동시에) 졸라덱스라는 호르몬 주사를 맞는 방법도 있습니다. 이는 난자를 채취하는 것에 비해서 여자의 몸에 공격적이지 않습니다. 다만 졸라덱스 주사를 항암제와 같이 맞았을 때 난소를 보호하는 효과가 과연 얼마나 되는지에 대해 아직 충분한 연구가 되지 않아서 근거는 불충분한 것 같습니다.

현재 보험이 되지 않아 한 달에 몇 십만 원 정도 되는 비용을 지불해야 합니다. 항암 치료가 끝날 때까지 같이 맞습니다. 또한 유방암의 경우 항암제와 졸라덱스를 같이 맞는 것은 난소를 보호하는 데는 이론적으로 도움될 가능성이 있지만, 유방암을 치료하고 재발 가능성의 입장에서 보면 별로 좋지 않습니다. 한마디로 아직 잘 모르는 것이 많은 영역입니다.

항암 치료, 그리고 항호르몬 치료 기간 동안에는 임신을 해서는 안 됩니다. 임신 중 태아에 미치는 약제의 안정성 측면에서 보면 항암제에 비해 항호르몬제는 입증이 안 되어 있습니다. 항호르몬제를 쓰던 중 임신을 하면 기형아 출산의 위험도 있고, 임신 자체가 에스트로겐 농도를 높여서 유방암 재발의 위험이 높은 것으로 알려져 있습니다. 항호르몬제를 5년간 복용하고 난 시점에서 환자의 나이가 가임기간을 넘어가고 있을 수도 있습니다. 재발 없이 치료를 잘 마쳤지만 임신을 하기는 어려운 상태가 될 수 있다는 말입니다. 암을 진단 받고 이제 치료를 막 시작한 젊은 환자에게 이렇게 속상한 이야기를 하기란 쉽지 않습니다.

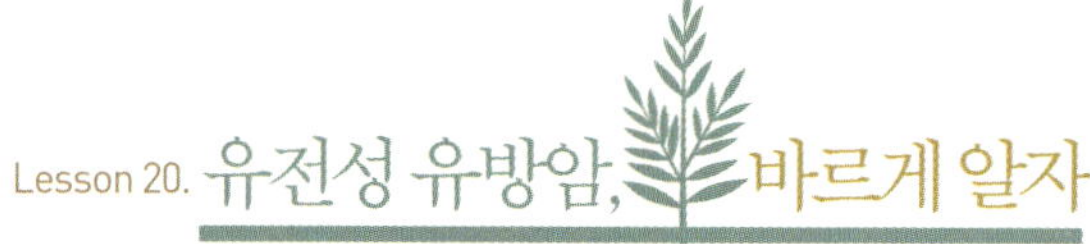

Lesson 20. 유전성 유방암, 바르게 알자

"유전에 대해서 걱정이 많이 돼요. 딸애가 18세인데 내년에 고등학교 졸업하면 바로 모든 검사를 하려고 생각하고 있어요."

이연정 씨(46세, 2009년 11월 2기 진단)는 자신의 암이 유전되어 딸도 유방암의 고통을 겪게 될까봐 두렵다고 합니다. 그녀뿐만 아니라 대다수의 선배들이 자신의 암유전자가 자녀들에게 유전이 되지는 않을지 막연한 불안감에 휩싸여 있곤 합니다.

그러나 유방암 유전자는 전체 유방암 환자의 5~10%에서만 해당되며, 유전이 된다고 해도 모두 유방암으로 발생되는 것이 아니라 유전자가 없는 사람에 비해 3배 정도 발병률이 높을 뿐입니다. 유전자로 인해 유방암이 걸린 경우 약 70~80%가 BRCA1과 BRCA2의 돌연변이에 의해 발생하는 것으로 알려졌습니다. 다시 말해 90~95%의 여성들은 유전적인 것과는 무관하게 유방암을 경험하며, BRCA 1, 2의 양성인 여성과 혹은 변형된 유전자를 가진 여성들도 반드시 유방암에 걸리는 것은 아니라는 것입니다. 오히려 누구나 유방암에 노출될 위험성을 갖고 있는 것이라고 해도 과언이 아닙니다.

유전성 유방암의 경우는 비유전성 유방암에 비해 비교적 젊은 나이에 발생하며, 양측성 혹은 다발성인 경우가 흔합니다. 따라서 40세 이전에 진단된 유방암으로 가족 및 친척(4촌 이내) 중 1명 이상 유방암 혹은 난소암이 있는 경우, 환자 본인이 유방암과 난소암이 동시에 발생된 경우, 양측성 유방암이 있는 경우나 남성 유방암이 있는 경우, 그외에 유전적인 요인이 의심되는 경우에는 의료진과 상의하여

BRCA 1, 2 돌연변이, 치료 및 예방하기

BRCA1, 2 돌연변이 고위험군의 경우 18세부터 매월 유방 자가검진을 시행해야 합니다. 25세까지는 6개월 간격으로 전문의에 의한 유방검진을 받으며, 25세부터 매년 유방촬영술, 유방초음파 및 필요에 따라서 유방MRI 검사를 받아야 합니다. 또한 난소암 발생을 우려해 25세경부터는 1년에 2회 정도 경질초음파와 혈액검사(CA125)를 시행할 수 도 있습니다. 난소암 병력 가족이 있을 경우, 그 가족이 발병된 나이보다 5~10년 빨리 검사를 받아야 합니다.
이 외에도 타목시펜을 복용하는 화학적 예방법, 양쪽 유방을 절제하고 복원 수술을 시행하는 예방적 유방절제술, 예방적 양쪽 난소 절제술로 유방암의 위험을 낮출 수 있습니다.

출처 : 〈한국인유전성유방암연구〉 참고

 유방암 라이프 스타일

유전자에 대한 검사를 받을 수 있습니다.

이에 대해 식습관이나 생활환경이 유사하고 비슷한 위험요인에 노출되어 발생하는 가족성 유방암도 있습니다. 이에 비해 유전성 유방암은 가계 내에 유전되는 특정 돌연변이가 있는 경우로, 부계의 경우 3대 이내, 모계의 경우 2대에 거쳐 3명 이상의 유방암 환자가 있는 경우 의심할 수 있습니다. 그리고 이 중 1명의 환자는 적어도 다른 1명의 환자에 대해 형제, 부모, 자녀 관계여야 합니다.

Lesson 12. 밥상의 힘, 내 것으로 만들자

식습관은 기준을 명확하게 세우고 자신에게 맞는 방법을 찾아야 합니다. 나를 사랑하는 법, 건강하고 맛있게 자신에게 대접하는 마음으로 차리는 밥상에서 출발해보세요.

Lesson 13. 운동, 살기 위해 움직이다

규칙적인 운동은 암 예방에 도움을 줍니다. 무엇보다 지치지 않고 꾸준히 하는 것이 중요하며, 일상에서 쉽게 할 수 있는 것부터 시작하는 것이 현명한 방법입니다.

Lesson 14. 담배, 치명적인 유혹을 끊어라

담배는 암을 발생시키는 원인이며, 재발을 촉진하고 암 치료 시 부작용 발생을 증가시킵니다. 건강을 위해 가장 먼저 끊어야 할 것은 바로 '담배'입니다.

Lesson 15. 술, 스스로 조절하라

일상에서 술이 습관화되는 것은 피해야 합니다. 특히 여성은 음주 횟수가 잦을수록 암 위험이 높아지므로 딱 한 잔만이라는 안일한 습관을 버려야 합니다.

Lesson 16. 새로운 나를 아름답게 가꾸자

생명과 맞바꾼 가슴을 감사하는 마음으로 바라보면서 있는 그대로의 나 자신을 사랑하도록 노력해보세요. 시각이 달라지면 세상이 달라집니다.

Lesson 17. 예방접종, 미리미리 챙기자

암 치료를 마친 경우 면역력이 떨어져 세균 관련 질환에 취약해질 수 있습니다. 때문에 새로운 몸을 건강하게 유지하기 위해서는 예방접종을 미리미리 챙겨야 합니다.

Lesson 18. 사랑의 대화, 부부의 성

두 사람이 성문제에 대해 대화를 나누고 솔직해진다면, 보다 만족한 성생활을 되찾을 수 있습니다. 부부의 사랑과 신뢰를 더욱 돈독히 하는 데도 좋은 윤활유가 될 것입니다.

Lsson 19. 젊은 그대, 사랑에 용감하라

대다수의 미혼 여성들은 유방암 이후 새로운 사랑에 대해 서툴거나 시작하기도 전에 포기해 버리곤 합니다. 죄책감과 두려움을 버리고 사랑으로 유방암을 극복하세요.

Lesson 20. 유전성 유방암, 바르게 알자

90~95%의 여성들은 유전과 무관하게 유방암을 경험하며, 변형된 유전자를 가진 여성들도 반드시 유방암에 걸리는 것은 아닙니다. 즉 누구나 유방암에 노출될 수 있다는 것을 명심하세요.

Chapter 5

{ 지금 이 순간 행복하기 }

"두려워하지 마세요.

절대 암을 두려워하면 안돼요.

저는 두려워했기 때문에 돌아서 돌아서 빙 둘러 왔거든요.

자기 최면으로 콘트롤하면서 치료도 받고,

자기 마음을 바꾸는 게 가장 중요해요.

'덤으로 사는 인생이니까 얼마나 즐거우냐.' 라고요.

즐거운 일만 계획하고,

가만히 있으면 슬퍼지니까 바쁘게 지내야 해요.

자기 몸에 맞게 상황에 맞게 운동도 하고 계획을 잘 짜면

세월이 흐르면서 잊어버리고 지나가는 것 같아요."

—박경선(56세, 2011년 7월 1기 진단)

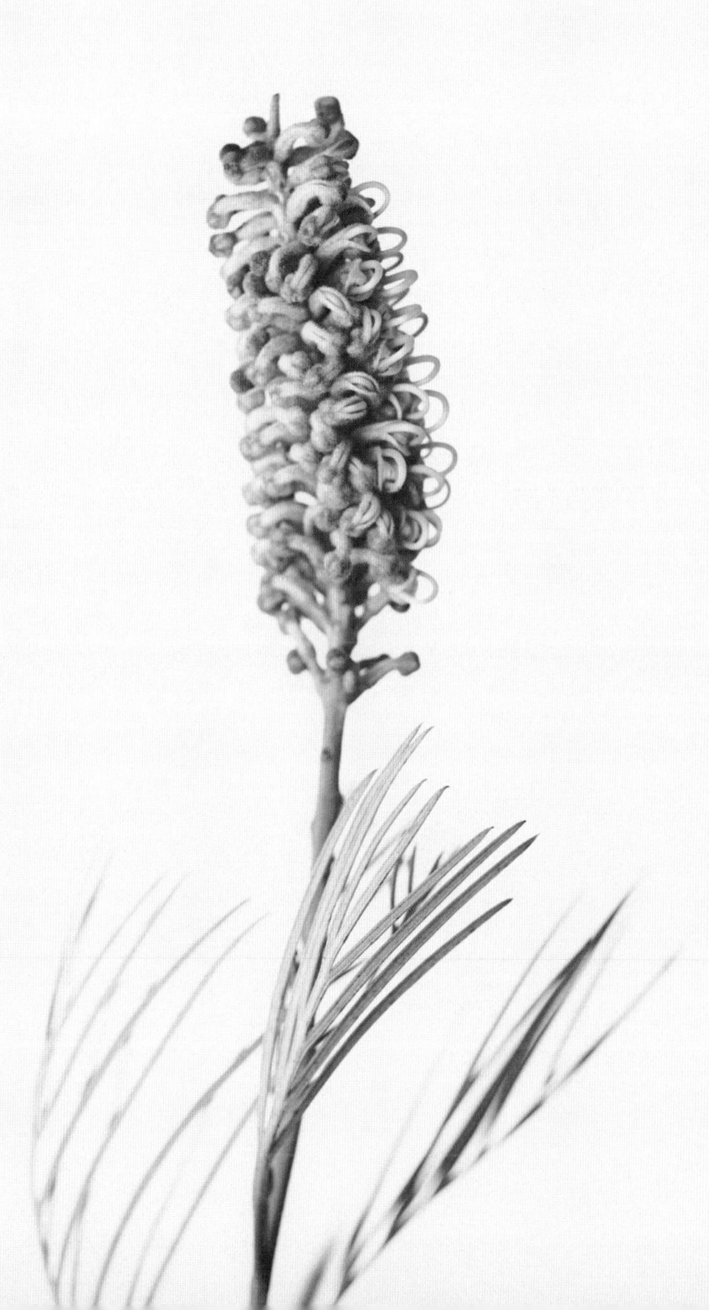

유방암을 겪은 환자들이나 치료하는 의료진 모두가 가장 원하는 것은 물론 '제발, 재발없이 완치되는 것'입니다.

"생리 때 가슴이 찌릿찌릿할 때는 심장이 철렁 내려앉아요. 몸에서 뭔가 이상한 증상이, 낯선 증상이 느껴질 때마다 혹시 재발이 아닐까 불안하고 초조해지죠."

"이번에 검사를 미뤘어요. 치료 과정이 끝난 후 식습관이며 나름 생활 지침을 정해놨는데도, 늘 제대로 하고 있는지 확신이 없어요. 특히 검사 날짜가 되면 그동안 건강관리를 제대로 한 것 같지 않아서 더 불안해져요. 더구나 이런 시기에 주변의 재발이나 사망 소식을 들으면 더 패닉 상태가 되곤 해요."

이처럼 한 번 아파본 그녀들은 상처 부위의 작은 통증에도 우연히 만져진 작은 이물감에도 '혹시?'하고 머릿속에서 불안과 염려의 종이 울리기 시작합니다. 이미 한 번 겪어봤기에 아무리 사소한 증상에도 아무것도 아닐 거라며 가볍게 넘겨버리지 못하게 되는 겁니다. 바로 병원에 달려가 검사를 하고 결과를 보기 전까지는 이미 한껏 불안해진 환자의 마음을 누구도 붙들지 못합니다. 시간이 아무리 흘러도 그녀는 '유방암'으로부터 자유롭지 못하기 때문입니다.

여기서 간과해서는 안 될 것이 있습니다. 재발과 전이가 곧 불치 혹은 죽음을 의미하는 것이 아니라는 사실입니다. 재발과 전이가 삶의 한 부분을 흔들고 두렵게 만들기도 하지만, 막연한 두려움과 과장된 걱정을 가지고 마음 졸이며 사는 것은, 내가 주체적으로 사는 인생이 아니라 암에게 노예가 되어버리는 가짜의 시간을 살게 되는 것이지요. 실제로 이에 대한 두려움을 극복한 유방암 선배들은 먼저 '마음을 다스리는 법'을 배우라고 합니다.

하지만 이미 모두가 알다시피 가장 힘든 것이 마음 다스리기입니다. 마음은 분명 내 안에 있는 것이 확실한데 내 의지와는 별개의 독립적인 개체처럼 따로 움직일 때가 많으니 '나'와 '마음'이 일치되어 살아가기가 쉽지 않다는 뜻이겠지요.

11년 동안 유방암을 관리해온 정희선 씨가 자신의 경험을 통해 삶의 지혜를 들려줍니다.

"병원 판정에서 완치라고 하는 것보다 '내 마음이 완치'라고 생각하는 것이 진짜 완치에요."

나에게도 이런 날이 반드시 올 것이라는 긍정적인 마음가짐은 재발에 대한 두려움을 이기는 최선의 방법일 것입니다.

치료가 끝났다고 해서 암으로부터 자유로워진 것은 아닙니다. 암의 재발 및 전이 유무를 확인하기 위해 몇 개월에 한 번씩은 반드시 검사를 받아야 하지요. 유방암이 있는 사람들은 주기적인 시험으로 성적을 검증받아야 하는 수험생처럼 늘 일상을 검진으로 평가받아야 하며 끝없는 자기검열의 과제를 안고 가야 합니다.

고마운 시간이라고 생각해보세요

유방암 선배들은 노심초사 검사 결과를 기다리는 동안 정기검사의 긴장감을 잊으려 애쓰기보다 평소 몸을 관리하고 대비하는 것이 중요하다고 말합니다.

때문에 유방암 3년차 안명옥 씨는 검사에 대한 불안한 마음을 다른 것에 집중함으로써 떨치려고 노력한다고 합니다.

"물론 검사 날이 다가오면 막연한 불안함을 느껴요. 그런데 불안한 생각이 들면 다른 쪽으로 전환을 빨리 하려고 해요. 벌떡 일어나서 산책을 가거나 좋아하는 일을 하는 등 불안한 생각에서 벗어나려고 다른 일을 하죠. 음악을 듣거나 누군가와 수다를 떨면서 나쁜 생각에서 벗어나려고 노력해요. 과거에는 많이 연연해했는데 지금은 2분 이상 고민해서 해결될 게 아니면 과감하게 떨쳐버리자 마음먹고 있어요."

마음이 싱숭생숭할 때는 노래방에 가서 힘껏 소리를 질러도 좋고, 재미있는 예능 프로그램을 보고 눈물 나도록 웃어도 좋겠죠. 무엇보다도 생각의 함정에 발목 잡히지 않도록 자신만의 노하우를 찾아 인생의 즐거움을 만끽해보세요. 불안함으로 떨며 보낸 어제보다 한결 상쾌한 오늘을 맞이할 수 있을 겁니다.

마음 졸이며 정기검진일을 무사히 보내고 나면 스스로 해냈다는 마음에 뿌듯하고 기특하기도 합니다. 때문에 예순이 가까운 나이에 유방암을 겪은 조현숙 씨는 검사에 대한 두려움을 오히려 몸을 자주 들여다볼 수 있는 기회라고 생각하기로 했습니다.

"편하게 생각해요. 오히려 저는 조기 검진의 혜택으로 생각해요. 그래서 결과가 나올 때마다 감사하다고 느끼죠."

바꿔 생각해보면, 정기검진을 통해 병을 일찍 찾아내는 것도 어쩌면 축복일지 모른다고도 덧붙입니다. 병은 겪지 않는 것이 최선이지만, 그렇게 하지 못한 경우 조기에 찾아 치료하는 것이 차선입니다. 조기에 발견해서 '치병(治病)장수', '극병(克病)장수' 할 수 있다면, 그것 역시 감사할 일일 겁니다. 더불어 매일매일이 새롭고 무엇에든 감사하게 되는 것, 아무리 비싼 값을 치르더라도 살 수 없는 인생의 귀한 선물이 아닐까요.

긴장을 풀지 마세요

유방암 치료가 끝난 후 5년이라는 시간을 보낸 선배들은 완치라고 말하기엔 완전하지는 않지만, 시간의 흐름이 답이라 믿고 묵묵히 버텨냈기에 희망을 다시 품을 수 있습니다.

"시원섭섭해", "대견하지", "이겨냈다", "고마워"….

과연 어떤 말로 그 감동을 표현할 수 있을까요? 유방암도 살아가는 과정의 하나일 뿐이고 하루하루를 잘 사는 게 무엇보다 중요하다는 것을 깨닫기까지 자신과의 힘겨운 싸움과 고뇌의 시간을 이겨낸 그녀들이 자랑스러울 뿐입니다.

그래도 정기검진이 다가오면 어김없이 몸과 마음에 반성의 시간이 다가옵니다.

"잊었던 거죠. 치료가 끝나고 5년이 지난 어느 날, 파노라마처럼 지난 과거를 생각해 보니 스스로 건강해졌다고 생각하고 지냈더군요."

"치료 끝난 지 2년이 조금 지났는데 몸도 마음도 헤이해진 것 같아요. 제가 환자인지도 잘 모르겠어요."

유방암 치료 후 시간이 경과되면 무심해지거나 자만해서 혹은 귀찮다는 핑계로 건강 관리에 소홀해지는 경향이 있습니다.

"제일 힘든 부분은 식습관 관리와 운동하는 거예요. 평생 관리해야 된다는데 해이해지고 나태해져서 잘 못할 때가 많아요."

직장에 다니는 안수임 씨는 일을 핑계로 식이조절과 운동 관리를 하지 못해 속상하지만, 사실은 느슨해져버린 자신에게 더욱 화가 난다고 합니다.

어떤 사람에게 하고자 하는 의지는 마법처럼 기적을 일으키는 원동력이지만, 모든 사람이 강한 의지를 가지지는 못합니다. 다만 처음 세운 의지대로 실천하고 스스로를 관리하면서 인내력을 키우기 위해 매일매일 노력하는 것이 최선이겠지요. 이렇게 꾸준한 관리가 필요한 이유는 이제는 암이 불치병에서 고혈압이나 당뇨처럼 만성질환의 하나로 인식되고 있기 때문입니다. 게다가 유방암의 경우 다른 암에 비해 치료 성적이 좋고, 재발 시에도 다양한 치료법과 함께 그 생존율이 높은 편이므로 만성질환처럼 꾸준히 관리해야 합니다. 특히 젊은 연령, 높은 병기, 치밀유방에 해당되는 경우 수술 후 정기검진을 철저히 지키도록 신경 써야 합니다. 5년이 아니라 몇 년이 지나더라도, 끝은 아니라는 것을 잊지 말아야 합니다.

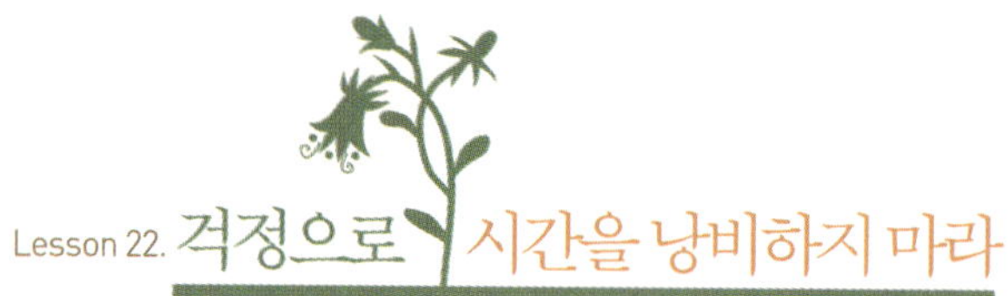

Lesson 22. 걱정으로 시간을 낭비하지 마라

과테말라에는 전통적으로 엄마들이 자녀를 위해 만들어줬던 걱정인형이 있습니다. 이 인형에게 걱정을 털어놓고 베개 밑에 넣어두면 잠든 사이에 인형이 아이의 걱정을 나누어 가진다고 생각했기 때문인데요. 이때 걱정인형도 서로의 걱정거리에 대해 들어줘야 하기 때문에 두 개 이상을 만들어야 한다고 합니다.

이제는 걱정인형들처럼 후배들의 걱정을 함께 나눌 만큼 여유를 찾은 유방암 선배들도, 저음부터 유방암에 너그러울 수는 없다는 점을 인정합니다. 환자였다는 게 믿기지 않을 만큼 밝은 얼굴로 호쾌하게 웃는 그녀들이지만, 불쑥 찾아오는 "왜 나에게?"라는 질문을 마주할 때가 생긴다고 합니다.

"나는 왜 유방암에 걸렸지?"

"내가 전생에 무슨 죄를 져서, 뭘 잘못해서 이런 병에 걸렸지?"

정희선 씨는 이런 고민에 대해 짧지만 명쾌한 조언을 전해줍니다.

"별의별 원인을 찾아도 이미 나는 유방암에 걸린 게 사실이에요.

왜 걸렸을까 이유를 찾는 건 밑도 끝도 없는 과정일 뿐 해결이 안 돼요. 중요한 건 바로 '지금'입니다. 현재 해야 할 일과 치료에 집중하세요."

유방암 멘토 김여진 씨도 선택할 수 없는 일에 대한 걱정보다는 대처할 수 있는 긍정적인 생각이 더 필요하다는 이야기를 합니다.

"상한 음식을 같이 먹어도 탈이 나는 사람은 따로 있듯이, 암도 선택적으로 온 것이 아니에요. 하루아침에 사고가 나서 불구가 되고 죽기도 하는데 우리는 그래도 치료할 수 있는 기회가 주어졌잖아요."

어려운 걱정 속에서 담담하게 지혜를 전하는 그녀들조차 마음의 고통이 어떠했을지 짐작됩니다. 더 나은 삶이라는 것은 어쩌면 어려움 속에서 의연하게 대처하는 성숙함을 얻는 것일지도 모르겠습니다.

| 두려움에 기죽지 말고 현재의 행복을 찾아요 |

"엄마는 언제까지 유방암이야?"

초등학교에 다니는 아이의 질문에 대답이 곤란했다던 유방암 환우의 말처럼 그녀들은 자신들이 언제까지 유방암일까 고민합니다.

한국유방암학회에서 발간한 《유방암백서》에 따르면, 유방암 재발률은 약 20~30%로서 재발한 환자의 70.9%가 수술한 후 3년 내 발생하며, 92%는 수술 후 5년 내 재발합니다. 때문에 수술 후 5년이 지나면 완치에 근접했다고 보고 있지만, 정확히 말하면 수치상 안전한 범위에 들어선 것뿐이지요.

그렇다면 이렇게 많은 유방암 경험자들이 한결같이 느끼는 재발과 관련된 '두려움'은 무엇일까요? 그 이면에는 죽음에 대한 막연한 두려움이 있었습니다.

"솔직히 죽음이 두려워요. 처음 진단받았을 때 죽는다는 생각만으로도 너무 싫었어요. 내 삶에서 뭐 하나 해놓은 것도 없고, 준비되지 않은 상태에서 죽음을 맞이하는 느낌이었어요. 그런데 그런 상황이 다시 오면 나는 아직도 뭔가 해놓은 것이 없으니까…."

하지만 어떤 선배들은 죽음에 대한 두려움을 스스로 이겨내는 방법들을 찾아냄으로써 한결 가벼워졌다고 말합니다.

"어떻게 인생을 살아야 되는 거지? 수술하고 치료하고 한 1년 동안 재발과 죽음에 대한 두려움이 정말 많았어요. 근데 지금은 만약 재발이 되면 어떻게 해야겠다라고 마음의 준비를 하게 됐어요. 버킷리스트도 쓰면서 웰다잉이 중요하구나 생각했어요. 죽음에 대해서도 지금 죽으면 단지 부모님을 앞선다는 거, 그리고 아이가 혼자 남겨진다는 것만 아쉬울 뿐, 다른 생각은 많이 바뀌었어요. 다른 세계도 있겠지, 종교인은 아니지만 그렇게 죽음에 대한 두려움도 받아들였어요. 3년 지나니까 처음에 100이 두려웠다면 지금은 한 70, 점점 더 줄어드는 것 같아요. 그래서 정말 시간이 약이에요."

죽음에 대한 두려움을 받아들이자 여유를 되찾게 됐다는 정세현 씨는 40대의 중년을 제대로 즐겨볼 생각입니다. 그녀에게서 우리는 언제든 찾아올 수 있는 죽음 앞에 숨어 있기보다는, 피하지 않고 마주선 채 삶의 매듭을 잘 이어나가는 단단함을 배울 수 있었습니다.

방사선 치료가 끝나고 끝이 없는 늪에 가라앉는 듯한 우울함에 사로잡혀 한참을 방황했다던 이수 씨를 다시 살게 한 것은 사소한 이유 때문이었습니다.

"어느 날, 알고 보니 작은아이가 버는 돈이 꽤 되더라고요. 그래서 내 삶을 온전히 아이들에게 다 쏟아붓고 고생했으니 아이한테 호강을 받아봐야지 싶더라고요. 웃기죠? 살아야 되는 이유를 사소한 데서 발견한 거예요. 반면에 큰딸은 문제가 있을 때마다 전화를 해요. 그때마다 기도를 하라고 하는데, 기도를 조금만 소홀히 하면 무슨 일이 생기는 거예요. 아, 내가 살아야겠구나. 내가 할 일이 없다고 생각했는데 기도가 필요하고, 아이가 이렇게 의지를 하는데, 살아야지 했어요."

이수 씨에게 삶의 의지를 북돋운 건 가족을 위한 '기도'였습니다. 살아야겠다는 의지가 그녀에게는 사소하지만 가장 큰 이유, 가족 안에서 자신을 찾아낸 것입니다.

그런데 대다수의 선배들은 죽음보다도 더 두려운 것이 있다고 고백합니다.

"만약 재발하면…. 전에는 모르고 치료를 다 받을 수 있었지만, 이제는 얼마나 고통스러운지, 얼마나 힘든 과정인지 아니까 그걸 다시 겪을 게 너 무섭고 두려워요."

"죽음에 대한 것은 막연하고 잘 모르겠어요. 하지만 치료는 제가 직접 겪어봤잖아요. 그러니까 그런 고통을 한 번 더 겪고 싶지는 않은 거예요. 그게 더 무서운 것 같아요."

죽음보다 두려운 치료 과정, 내 몸을 스스로 돌보지 못하고 사랑하는 가족에게 아픈 모습을 보여야 하는 그 괴로움의 시간을 반복해야 한다는 것이 그녀들에게는 정작 암보다 더 큰 두려움인지도 모르겠습니다.

"유방암 진단을 받던 날, 망치로 머리를 한 대 얻어맞은 것 같았어

  지금 이 순간 행복하기

요. 나도 모르게 눈물이 주르륵 흐르고 정신없이 생각들이 지나가는 데…. 어느새 정신을 차리고 보니 죽음은 두렵지 않은데 남은 가족이 불행해지는 것은 아닌가, 안 해도 될 걱정을 하는 거예요."

이성적인 성격인 박미자 씨는 항암 치료가 끝나고 머리카락이 빠지는 것도 논리적으로 과정을 이해했기에 스트레스를 받지 않았다고 합니다. 그런데 추상적인 죽음을 현실로 받아들이는 것은 너무 어렵기만 했습니다. 두 자녀를 둔 평범한 가정주부로 자신의 자리에서 최선을 다하여 살아왔기에 그간의 삶에서 아쉬울 것도 없고, 죽음이 두려운 것도 아니었습니다. 그러나 제대로 대비하지 못한 채 가족들에게 짐만 남기고 떠나는 것은 아닌지, 공허한 자리를 비워두고 가는 것이 미안해 한참이나 마음이 동요되었다고 합니다.

"저보다도 시댁 어른들이 아직 애도 어린데 재발하면 어떡하냐고 걱정하셨어요. 그런데 저는 사십 평생을 나름 열심히 살았으니까 그냥 내 운명인가보다 하고 받아들이기로 했다고 말했어요. 재발하면 또 최선을 다해 치료해야죠."

유방암 나이 네 살인 김지숙 씨도 치료 후 재발에 대한 두려움은 쉽게 떨치기 어려웠지만 종교를 통해 마음의 파도를 다스렸다고 합니다.

피하기만 한다면 언제까지나 두려움으로부터 벗어날 수 없습니다. 오히려 당당히 맞서 싸우거나 받아들이니 한결 가벼워지고 초연해졌다고 선배들은 말합니다. '두려워할 것은 두려움 그 자체뿐'이라는 말도 있습니다. 아직 보이지도 않는 재발에 대한 두려움으로 미리 위축되지 말고, 예방할 수 있는 방법을 실천하며 꾸준히 건강하게 관리하는 것이 지금 할 수 있는 최고의 선택입니다.

중요한 것은 이런 노력을 통해 얻는 현재의 행복입니다. 자신을 위해 무언가 열심히 하고 있다는 행복감이 중요해진 것이지요. 오늘의 행복이 나를 채우는 사이, 어느덧 두려움과 멀어진 나를 발견하게 될 겁니다.

| 불안을 키우지 마세요 |

"뼈가 조금만 아파도 이거 전이 아닌가? 가슴이 덜컥 내려앉죠. 기침하면 폐렴인 것 같고, 좀 피곤하면 간이 안 좋나 싶고, 몸무게가 빠지면 어디가 문제인 것 같아요. 그런데 그건 어쩔 수 없어요. 아무리 아니라고 해도 머리에서 가슴까지 가는 길이 제일 멀어요. 머리는 '아닐 거야' 해도 가슴은 불안한 거예요. 치료는 치료대로 불안하고, 이런 불안감이 한 6개월가량 가더라고요. 2년째 접어드니까 일주일만 지나도 불안감이 가라앉는다는 걸 알게 되면서 걱정에 대처하는 노하우가 생기더라고요. 그리고 재발이나 전이가 된다 해도 요즘은 금방 죽는 게 아니잖아요. 걱정부터 늘어놓을 일이 아니라는 거죠."

"걱정은 살아가는 데 필요한 부분이에요. 걱정을 하면 미리 준비해놓고 알 수 있으니까요. 하지만 거기까지만, 도움이 될 정도만 하세요. 다음 치료를 어떻게 할까 미리 걱정을 키우기보다 눈앞의 치료에만 집중하세요."

인생에 있어 걱정은 필요합니다. 적절한 시기에, 적절한 대상에, 적절한 정도로 하는 것은 예측되지 않은 삶을 대비하는 데 큰 힘이 되기 때문이죠. 하지만 사소한 걱정이 커져 불안으로 바뀌고, 몇 시간씩 생각에 잠기거나, 밤을 꼬박 새우는 경우가 잦아지는 등 일상에서 자기통제력을 조금씩 잃게 되면 더 이상 도움이 되지 않습니다. 결국 불안을 잘 다루지 못하는 자신에 대해 나약함이나 수치심까지 느끼게 됩니다.

그렇다면 '불안'을 마주했을 때 어떻게 다스려야 할까요? 불안을 일으키는 상황과 잠시 거리를 두고 객관적인 시선으로 자신을 정확히 바라보는 것부터 해보세요. 미래를 불안해 한다는 것은 좋은 미래를 만들고 싶다는 것이고, 건강을 잃을까봐 불안해 한다면 건강하고 싶다는 반증입니다. 정말 자신이 무엇을 원하는지 마주하고, 그 방향으로 자기를 변화시켜나가면서 불안을 해소해나가는 겁니다. 이외에도 운동이나 반신욕, 명상, 숙면 등으로 몸과 마음을 이완시키고, 마음이 잘 통하는 친구를 만나거나 요리와 같은 취미 활동을 즐겨보세요. 또 유머나 웃음, 봉사 같은 타인을 위한 활동 등으로 승화시키는 방법도 있습니다.

만약 갑자기 긴장과 불안의 정도가 높아져 그나마도 무언가를 할 수 없는 순간에는 어떻게 해야 할까요? 이때 전문가들은 잠깐의 '호흡'이 도움이 될 수 있다고 합니다. 횡경막을 사용하는 짧고 깊지만 정확한 호흡을 통해 교감신경계를 안정시키고 부교감신경계를 활성시켜 근육과 마음을 푸는 데 도움이 되는 것이지요. 무엇보다도 불안에서 도망치려는 소극적인 자세에서 벗어나 자신에게 맞는 적절하고도 성숙한 방법을 찾아보세요. 그래도 불안이 해결되지 않을 때에는 전문 의료진과 상의하세요. 하지만 의료진과의 관계를 긴밀하게 유지하되, 먼저 자신의 생각과 마음을 객관적으로 읽어내고 변화되

래희 엄마 이야기

*** 환우의 이야기를 각색한 것입니다.**

래희 엄마는 유방암 환자입니다. 3년 전 유방암 진단을 받고 수술과 치료를 마쳤지만 2년 만에 반대쪽 유방에 재발되어 다시 항암 치료를 받았습니다. 약물 치료 후에도 회복이 더디더니 결국 고열과 통증으로 입원하게 되었습니다. 병동의 새벽은 고요합니다. 간호사의 발걸음 소리와 기침 소리만이 침묵의 공간을 채울 뿐입니다. 미등이 켜진 래희 엄마의 침대에 간호사가 걸음을 멈춥니다.

"주무시기 힘드세요?"

그녀의 따뜻한 목소리에 래희 엄마는 눈물을 떨어뜨립니다. 한참을 그렇게 울고 나서야 조용히 성경책을 덮으며 입을 뗍니다.

"재발이 되어 죽는 건 두렵지 않아요. 그런데… 새벽이 무서워요. 내가 나를 놓아버릴 것 같아서 겁이 나요. 왜 사는지 모르겠어서. 버티기 힘들어요…."

아, 그녀의 마음을 알아채지 못한 미안함 때문에 간호사는 말없이 손을 잡아봅니다. 며칠 후, 오랜만에 래희는 신이 났습니다. 오늘은 엄마의 피 수치가 좋아져 면회가 가능하다고 했기 때문입니다. 엄마에게 나쁜 균이 옮길 수 있으니 세수도 신경 써서 하고 옷도 새로 갈아입었습니다.

"엄마~."

오랜만에 본 엄마는 웃고 있지만 기운이 없어 보입니다. 래희는 가끔 예전의 씩씩한 엄마가 그립기도 합니다. 그러다 고개를 세차게 저으며 엄마를 향해 웃어 보입니다.

확실히 엄마 없는 아이는 티가 난다고, 래희 엄마는 오랜만에 만나는 래희의 삐죽이 뻗치는 머리가 눈에 거슬립니다.

"이리 와."

쭈뼛쭈뼛 엄마 품으로 안기는 딸의 머리를 빗으며 하염없이 웁니다. 불현듯 자신이 이렇게 힘든 과정을 견뎌야 하는 이유를 알 것 같아서….

'내가 살아야 하는 이유…, 잠시 잊고 있었구나. 아이와 눈 마주치고 머리도 빗겨줄 수 있는 이런 일상의 소중함이었던 것을….'

래희는 자신의 볼에 떨어지는 엄마의 눈물을 닦아주며 꼭 끌어안아 봅니다.

"엄마 사랑해~."

도록 노력하는 것이 중요합니다.

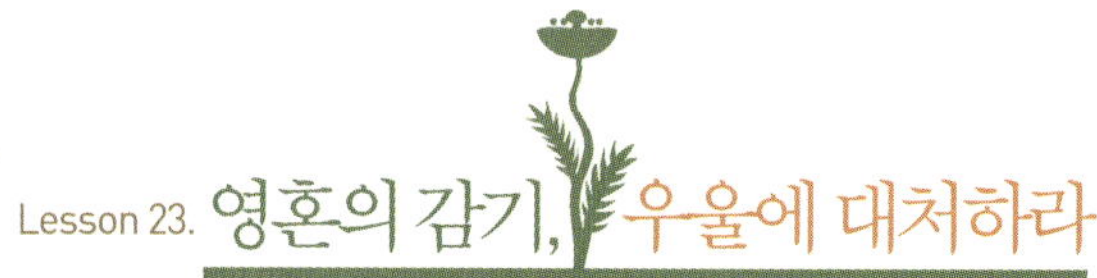

Lesson 23. 영혼의 감기, 우울에 대처하라

"엄마, 제발 우리 좀 봐주세요. 엄마 옆에 우리가 있잖아요. 딸아이가 애원하지만 아무것도 들리지 않았어요. 마치 사막에 혼자 서 있는 기분이었고, 내 옆에 아무도 없는 것 같았죠. 나의 모든 생각이 좁아지고 사람들이 해주는 모든 것이 섭섭할 뿐이었어요."

유방암과 동행을 시작한 지 2년쯤 지났을 때, 오랫동안 혼자 자녀들을 키웠던 최미용 씨는 영혼의 감기에 걸려버렸습니다. 바로 우울이었는데요. 우울은 신체의 감기와 마찬가지로 건강할 때는 나타나지 않다가 약해진 마음에 틈이 생기면 나타나 사람들을 힘들게 하는 고약한 놈입니다. 누구나 걸릴 수 있는 우울은 그냥 지나치는 경우가 많지만, 심각하면 자살 등 치명적인 합병증으로 삶을 위협하는 마음의 병이지요.

"무작정 차를 끌고 나와서 영동고속도로를 달렸어요. 눈물이 철철 나면서 '나, 열심히 달려왔는데, 이게 뭐야.' 회의만 가득했죠. 하고 싶은 것도 없고 목표도 잃어버린 내 자신에 어이가 없었어요. 괜히 가족한테 서운해서 '내가 이렇게 힘든데 너희들은 뭐 하나.' 원망도 하면서 대관령까지 갔어요. 그런데 마침 아들한테 전화가 왔어요. 엉엉 울면서 받으니 아들이 혼비백산해서 어디냐고 몇 번을 채근하고 나서야 비로소 정신이 들었어요. 앞쪽에 갓길이 보여서 차를 세우고 차분히 말했죠. '엄마가 속이 상해서, 앞이 막막해서 그랬어.'"

아버지의 빈자리가 무색할 만큼 집안의 기둥이 되어주던 엄마가 마음의 비바람에 흔들리며 목 놓아 울고 있었습니다. 날카로워진 신경은 위태로울 정도로 곤두서고 대상 없는 원망만 가득했습니다.

가정주부 강현미 씨도 이유를 알 수 없는 우울증으로 약 4년간을 방황하며 힘들게 지냈습니다. 수술이 잘 되었으니 안심하라는 의료진의 말도, 항암 치료와 방사선 치료를 무사히 마쳤다는 안도감도 그녀에게는 위로가 되지 않았습니다. 하지만 유방암 진단 5년 후, 위기의 시간들을 이겨낸 그녀는 지금 세상에 나와 밝은 모습으로 후배들에게 조언을 해주고 있습니다.

"아무리 혼자 어떻게 해봐도 안 되는 사람은 치료를 받는 게 좋은 것 같아요. 그때는 '자신감을 가지세요.' 이런 말들이 하나도 귀에 안 들어왔어요. 그런데 지금은 상담받으면서 약을 먹으니까 잠도 자고, 우울한 마음이 점차적으로 사라졌어요. 무기력도 가라앉으니까 밖으로 나가게 되고 다시 나를 꾸미게 되네요."

다른 질병과 마찬가지로 우울증은 조기진단과 치료가 중요합니다. 때문에 증상이 악화되기 전에 주변의 도움을 받거나 정신건강 상담가와의 상담을 통해 필요 시 항우울제를 복용하는 것도 도움이 됩니다. 그러나 간혹 우울증 약에 대한 선입견 때문에 치료 자체를 피하다가 극한 상황까지 갈 위기를 겪기도 하는데요. 전문가들은 왜 우울증 치료에 약물 복용을 권유할까요? 물론 약물 치료 없이도 우울 증세가 호전될 수 있습니다.

하지만 증세가 자연스럽게 호전되기까지는 수개월 이상의 시간이 걸릴 수도 있습니다. 그런데 좋아질 때까지 막연히 기다리다가 그 사이 대인관계의 어려움과 가족 내 갈등, 자아상실감 등을 비롯해 심각하게는 자살까지 이어져 삶에 커다란 파장을 일으킬 수 있습니다. 또한 우울증 그 자체가 두뇌에 해로운 영향을 미칠 수 있으며, 신체적 건강 문제의 원인이 되어 결국 생명에 위험을 주게 됩니다. 따라서 더 이상 악화되기 전에 조기에 치료하는 것이 매우 중요합니다.

한편, 채민경 씨는 약물치료 외에도 의사 선생님과 만나서 얘기하는 것이 심리적 도움이 컸다고 덧붙입니다.

"혼자 끙끙대며 고민하는 것보다 전문가한테 얘기를 들으면 싹 정리가 돼요. 고민이 별게 아닌 게 되고, 단계적으로 정리가 되더라고요. 남들이 얘기하는 건 100% 내 경우가 아니니까요. 오히려 입 밖으로 꺼내어 말하면서 도움이 되었어요."

항우울제 처방뿐만 아니라 전문가에게 마음을 공감받거나 심각한 문제를 객관화시키는 것만으로도 도움이 된다는 그녀의 조언은 모든 이에게 적용될 것 같습니다. 이야기를 들어주고 있는 그대로 이해해주고 공감해주는 이가 있다면, 상처받은 그녀들도 다시 마음을 붙들어둘 수 있을 겁니다.

| 영혼의 감기도 예방접종이 필요해요 |

그렇다면 내 마음이 우울한지 어떻게 알아차릴 수 있을까요? 슬프거나 우울하다고 해서 모두 우울증이라 말하지는 않습니다. 오히려 처음 암을 진단받고 지치고 소진된 느낌이 들고 무력감과 기진맥진

한 피로를 느끼는 것은 자연스러운 반응이며, 활력이 떨어져 의욕이 저하되기도 합니다.

하지만 아래의 증상들이 2주 이상 지속된다면 우울증을 의심해볼 수 있습니다. 평소 즐겼던 일과 활동에 즐거움을 느끼지 못하고 집중도 잘 못하게 됩니다. 체중 감소, 식욕부진, 소화장애, 수면장애, 쇠약 상태 및 각종 통증과 피곤함 등 신체적인 증상도 동반됩니다. 우울증이 심해지면 성적 욕구도 감소되며, 절망감 등에 시달려 심하면 자살 시도를 하기도 합니다.

그러면 이렇게 힘든 우울증을 예방할 수는 없을까요? 선배들은 평소 균형 잡힌 식사와 규칙적인 운동으로 건강한 마음을 위한 몸과의 소통이 그 첫 번째라고 말합니다. 자살까지 생각할 정도로 심각한 우울증을 앓았던 강현미 씨 역시 치료와 병행했던 운동이 효과적이었다고 했습니다.

"전에는 운동을 안 했거든요. 그런데 어느날 갑자기 간 수치가 높다는 진단을 받았어요. MRI도, CT도 다 정상인데, 예전보다 4kg가 늘었더라고요. 내가 나를 너무나 포기하고 살았구나, 안 되겠다 싶어 그 길로 산에 다니기 시작했어요. 전에는 화장도 안 하고 다 귀찮았는데, 꾸준하게 운동을 했더니 잠도 자고 의욕도 생기고 체중도 빠지면서 다시 피부관리도 하고 옷도 사 입게 되더라고요."

두 번째는 적절한 휴식입니다. 오늘 하루 열심히 살아야겠다는 과도한 의지로 혹독하게 몰아치기만 하다가 자칫 몸에서 들려주는 '힘들다'는 신호를 무시할 수 있습니다. 자신의 한계를 탓하기 전에 보다 나은 다음을 위해 에너지를 보충하고, 몸과 마음을 위해 잠시 쉬어

     지금 이 순간 행복하기

주세요. 생각보다 우리 몸은 제자리에서 많은 일들을 해내고 있다는 것을 잊지 말고 제 역할을 잘할 수 있도록 재충전의 시간을 주세요.

만약 마음이 우울하다고 느껴지면, 국가암정보센터에서 제공하는 다음의 진단표를 보면서 자신의 마음을 체크해보세요. 2주간의 시간을 되돌아보며 표시한 모든 점수를 더해 총 점수가 5점 이상이라면 전문가의 도움을 받는 것이 좋습니다.

표 4. 나의 마음을 알아볼까요?

증상	전혀 아니다	여러 날 동안	일주일 이상	거의 매일
1. 일을 하는 것에 대한 흥미나 재미가 거의 없음	0	1	2	3
2. 가라앉는 느낌, 우울감 혹은 절망감	0	1	2	3
3. 잠들기 어렵거나 자꾸 깨어남. 혹은 너무 많이 잠	0	1	2	3
4. 피곤감, 기력이 저하됨	0	1	2	3
5. 식욕저하 또는 과식	0	1	2	3
6. 내 자신이 나쁜 사람이라는 느낌. 혹은 내 자신이 실패자라는 느낌. 나 때문에 나 자신이나 내 가족이 불행하게 되었다는 느낌	0	1	2	3
7. 신문을 읽거나 TV를 볼 때 집중하기 어려움	0	1	2	3
8. 남들이 알아챌 정도로 거동이나 말이 느림. 또는 반대로 너무 초조하고 안절부절하지 못해서 평소보다 많이 돌아다니고 서성거림	0	1	2	3
9. 나는 차라리 죽는 것이 낫겠다는 등의 생각. 혹은 어떤 면에서건 나 스스로에게 상처를 주는 생각들	0	1	2	3
합계				

출처: 국가암정보센터

유방암을 겪은 여성들이 경험하는 고통 중 또 다른 한 가지는, 잠이 잘 오지 않거나 과도하게 잠을 자는 등 수면 패턴의 변화일 것입니다. 낮 동안에 누적된 피로를 풀어주고 신체의 기능을 회복시켜주며 불쾌한 감정까지 정화시켜주는 잠의 축복을 잃어버리면 일상생활은 깨져버리고 건강 회복에 안 좋은 영향을 받게 되어 치료에도 어려움을 겪습니다.

"할 일이 없으니 TV를 많이 봤어요. 그런데 드라마에서 암에 관련된 게 많이 나오더라고요. 그걸 보면서 자꾸만 재발이나 전이가 되는 생각을 하게 되고, 암의 고통을 다시 겪는 불안감과 두려움으로 잠을 잘 수가 없었어요. 그러다 시간이 지나니 나중에는 반대로 계속 자더라고요."

과연 잠은 우리의 삶에 어떤 영향을 주는 것일까요?

잠의 가장 중요한 기능은 피로회복입니다. 모든 기관이 휴식 상태로 접어들면서 그동안 축적된 각종 피로물질을 분해하여 건강의 질을 높여주고 뇌 기능의 유지와 회복을 이루게 합니다. 집중력, 주의, 감정과 인지까지 정신적인 면부터 면역력과 신체회복 기능, 에너지 대사 기능 등 인체 구석구석에 영향을 미칩니다. 따라서 적당한 수면을 취하지 못하는 경우에는 의욕이나 판단력 저하를 가져올 수 있으며, 더불어 기억력과 학습능력을 떨어뜨릴 수 있게 됩니다.

무엇보다도 유방암을 겪은 여성들이 잠이 부족하면 감염에 대한 저항력이 떨어져 신체 회복이 더딜 뿐만 아니라 우울과 같은 정서적

부분에도 부정적인 영향을 받아 각종 질병에 노출될 수 있습니다.

남들이 모두 힘들어 하는 상황에서도 여유롭게 대처하는 밝은 성격의 김정인 씨는 직장과 가정일을 병행하며 열심히 살아가는 직장맘입니다.

"일을 하고 운전을 해야 하니까 자려고 애를 쓰면서 '난 자야 돼!' 그러면 더 잠이 안 오고, 왜 못 잘까 그 생각에 머리만 아프고 힘들더라고요."

매번 이유는 달랐습니다. 어떤 날은 새벽 3~4시만 되면 온몸이 화끈거리면서 땀이 나서 한 번씩 일어나게 되고, 또 다른 날은 이런저런 고민들로 잠을 못 이루기도 합니다. 더러는 치료의 후유증으로 통증이나 손발 저림을 느끼며 깨어나는 일도 있습니다. 그래서 김정인 씨는 조금 다른 마음으로 수면을 대해보기 시작했습니다.

"어차피 잠이 안 온다면 할 일을 만들기로 했어요. 좋아하는 만화책을 갖다놓고 TV와 영화도 보면서 하고 싶은 일을 하면서 보내는 거죠. 그러다보면 어느새 잠이 스르르 와요."

무엇보다 그녀가 가장 노력했던 수면의 법칙에는 자려고 누웠을 때 20~30분간 잠이 안 오면 그 자리를 벗어나는 것이었습니다. 전문가들 역시 수면에 들지 못할 경우 가벼운 책을 읽거나 음악을 들을 것을 권합니다. 대신 TV 시청처럼 집중도가 높아져 뇌가 각성하게 되는 것은 피하라고 합니다.

특별한 원인 없이 잠드는 데 어려움을 겪는 경우 먼저 평소의 생활 습관을 들여다보세요. 낮잠을 많이 자고 있지는 않은지, 커피를 많이 마시지는 않았는지 등 사소한 일상을 살펴보는 것입니다. 자신의 생활패턴을 돌아보고 새로운 생활 수칙을 만들어, 편안하게 잘 수 있도록 행복한 수면환경을 만들어보는 것이 도움이 됩니다. 다음은 수면에 도움이 될 만한 생활습관들입니다.

1) 일상생활

● 낮잠은 가능한 한 피합니다.

낮에는 적당한 피로를 느낄 수 있도록 움직여 주고 낮잠은 되도록 삼가는 것이 좋습니다. 만약 너무 피곤해 견딜 수 없다면 오후 3시가 되기 전 30분 이내로 수면을 취하세요.

● 오전에 햇빛을 받아 생체시계를 조절하는 데 사용합니다.

낮에 눈을 통해 들어오는 빛이 밤이 되면 멜라토닌(밤낮의 길이나 계절에 따른 일조시간 변화 등의 주기를 감지하여 생체리듬에 관여하는 호르몬)을 분비시켜 잠을 잘 잘 수 있게 해줍니다. 특히 폐경기 여성의 경우 줄어든 멜라토닌 수치를 채우기 위해 낮 동안 가벼운 산책으로 햇볕을 쬐는 것이 좋습니다.

2) 잠자기 전

● 잠자기 3~4시간 전에는 운동을 피합니다.

낮 동안 30분 이상 땀이 나는 정도의 운동을 하는 것은 수면에 도움이 되지만, 잠자기 전에는 교감신경을 흥분시킬 수 있으므로 주의하세요.

● 배고픈 상태로 잠들지 않습니다.

허기가 지면 잠들기 힘들 수 있으므로 가벼운 스낵을 드세요. 유제품이나 바나나 등은 트립토판을 함유하고 있어 도움이 됩니다. 이때 과식하지 않아야 하며, 카페인, 콜라, 녹차, 알코올은 잠들기 4~6시간 전에는 먹지 않도록 합니다. 특히 알코올은 뇌의 움직임을 느리게 만들기 때문에 수면의 질을 떨어뜨립니다. 저녁 식사 이후 물을 많이 마시는 것도 자다가 화장실을 찾게 만들어 숙면을 방해할 수 있습니다.

● 따뜻한 물로 목욕합니다.

미지한 물로 목욕을 하면 근육을 이완시켜 수면에 도움이 됩니다. 단, 아주 뜨거운 물은 교감신경을 흥분시켜 잠드는 데 방해가 될 수 있으므로 피하세요.

3) 잠잘 때

● 정해진 시간에 잠들고 일어나세요.

일정한 시간에 잠들고 일어나는 것은 필요합니다. 만약 불면으로 인해 잠드는 시간을 맞추기 힘들 경우는 같은 시간에 일어나도록 노력합니다. 주말에도 예외를 두지 않으며, 주중에 잠을 충분히 못 잤다고 해서 주말에 몰아 자는 것은 불면증을 악화시킬 수 있습니다.

● 수면 환경을 바꾸세요.

침실은 조용하고 서늘하게, 주변은 깨끗해야 합니다. 온도와 조명은 안락하게 바꾸고 신경 쓰이는 물건은 치우세요. 침실은 잘 때만 사용하고(섹스는 제외) 다른 활동은 피해주세요.

이외에도 전문가와 상담하여 처방에 따라 수면제를 복용할 수도 있으며, 수면의 양상과 정도, 시간에 대해 일지를 작성해보는 것도 좋은 방법입니다. 아주대학교 의과대학의 연구 결과를 보면, 하루 5시간 미만을 자는 사람들은 7시간 잠을 자는 사람에 비해 전신비만 유병률이 1.25배나 높고 복부비만의 경우 1.24배나 높았다고 합니다. 실제로 수면 시간은 공복감에 직접적인 영향을 주어, 하루 4시간 이하로 수면 시 허기를 잘 느끼게 되며 식욕도 증가합니다. 특히 수면이 부족할 경우, 비만의 원인인 고탄수화물 식품에 대한 욕구를 높이므로 체중관리가 중요한 유방암에는 잘 자는 것도 건강관리를 위해 꼭 필요합니다.

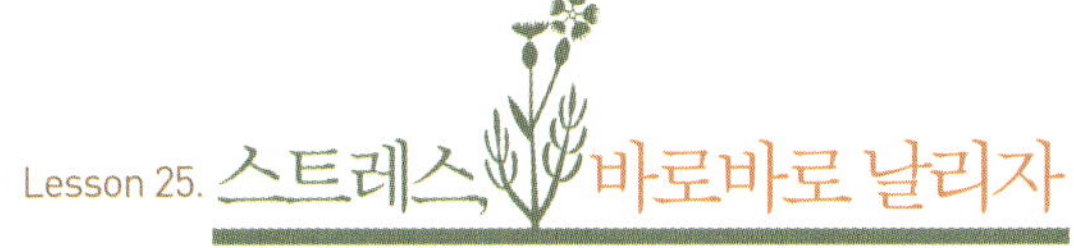

Lesson 25. 스트레스, 바로바로 날리자

유방암 치료를 마치고 다시 돌아온 일상. 그러나 큰 변화를 겪은 몸과 달리 내 삶은 여전히 그대로입니다. 직장이나 가정 등 관계 속에서 생기는 여러 가지 갈등과 어려움을 극복하기 위해 스스로를 변화시키는 것도, 환경을 변화시키는 일도 어렵기만 합니다.

2012년 2월 유방암을 진단 받은 젊은 엄마 박진영 씨(32세)도 초등학생인 아들과 딸로 인한 스트레스로 마음이 복잡했습니다.

"아이들이 아직 어리다보니까 이런저런 사건 사고가 많아요. 당연히 이해하고 넘어가야 할 일들이죠. 그런데도 사고가 생기면 저도 모르게 화를 내고 윽박지르게 되는 거예요. 제 나름으로는 '소리 지르지 말아야지, 조심해야지.' 하면서도, 그 순간을 못 참고 애한테 소리

149　　

를 빽 질러놓고는 '이러다 어떻게 되는 거 아닌가?' 하면서 일상이 다 걱정투성인 거예요. 이런 염려를 멈추고 마음을 바꿔야지 생각하면서도 막상 그 상황에서는 그렇지가 않아요."

치료가 끝나고 몇 달이 지나면서, 몸과 마음이 편해질 수 있다는 기대감에 설레기도 하지만 현실에서는 여전히 압박감이 존재합니다. 몸은 변했지만 변하지 않는 일상 속에서 적응하기란 쉽지 않기 때문인데요. 자신과 주변 사람들에게 짜증만 내고 화를 내면서 스트레스를 현명하게 피하는 것은 결코 쉽지 않습니다.

| 스트레스 다스리기 |

운동을 하기 전에 가벼운 스트레칭부터 해야 하듯이 마음의 활동을 시작하기 전에도 마찬가지입니다.

그럼 마음의 스트레칭은 어떻게 해야 할까요? 우선, 자신이 스트레스 받는 상황을 정확하게 파악하는 것입니다. 스트레스 받을 때의 느낌이 어떠했는지 적어보거나, 스트레스가 어느 정도인지 1에서 10까지 점수를 매겨보세요. 이렇게 스트레스를 파악한 후에는 나에게 맞는 스트레스 해소법을 찾는 겁니다. 잠깐의 산책과 휴식은 마음 다스리기에 도움이 되며, 요가, 스트레칭 등의 가벼운 운동을 하루 10~30분씩 꾸준히 하는 것 역시 장기적인 스트레스 해소에 도움이 됩니다.

"잡념을 없애야 돼요. 부정적인 생각이 나면 떨쳐버려야 되는데 아무리 애를 써도 안 되면 노래방을 갔어요. 혼자 가서 몇 시간이고 노래를 부르면 싹 잊어버리고 가벼워져요."

"스트레스를 풀기 위해 문화센터 드럼 강좌를 신청했어요."

소리를 지르거나 물건을 두드리며 잠시나마 속이 후련해지면, 다른 시선으로 세상을 바라볼 수 있게 된다고 선배들은 노하우를 전수합니다. 그러나 이런 노력에도 불구하고 참을 수 없는 화나 주체할 수 없는 분노를 느낄 때에는 다음과 같은 방법들이 도움이 될 수 있습니다.

〈화를 잠재우는 기술〉

1. 냉수 한 잔 마시기 : 꾹 참고 있다가 갑자기 확 하고 터지는 경우를 피하기 위해 몸과 마음을 안정시켜주는 냉수를 마셔보세요.

2. 폭풍수다 떨기 : 다른 사람에게 상황에 대해서 이야기하면서 감정이 정리되고 화가 풀어지고 누그러집니다.

3. 운동하기 : 땀을 흘릴 정도로 달리면 엔도르핀의 분비를 도와 즐거운 마음을 갖게 하고 스트레스로 인한 생리적 반응을 완화시키는 효과를 가집니다.

4. 딱딱한 견과류 먹기 : 딱딱한 시간 때문에 씹는 맛이 있는 견과류로 먹고 싶은 욕구를 대리만족도 하고 씹으면서 화도 풀어보세요.

5. 단 음식 먹기 : 단 음식을 섭취한 후 분비되는 인슐린이 트립토판을 만들면, 뇌에서는 스트레스나 감정 조절에 도움이 되는 세로토닌이 나옵니다. 하지만 체중 조절을 위해 소량만 드세요.

6. 일단 의자에 앉기 : 화가 나면 일단 의자에 앉아 긴장을 풀어주세요. 김을 빼듯이 화를 뒤로 미루어놓으면 강렬한 감정의 도가

    지금 이 순간 행복하기

니에서 빠져나올 수 있으니까요.

실수해도 괜찮아요

경력 10년을 자랑하는 조리사 이윤주 씨는 2011년 10월 유방암 2기 진단을 받았습니다. 꼼꼼하고 완벽해서 교과서로 불리던 그녀는 유방암 발병 후 삶의 지혜를 좀 더 깊이 이해하게 되면서 새로운 관점으로 세상을 보게 되었다고 합니다.

"예전에는 무엇이든지 놓인 자리가 다르면 마음이 불편해서 늘 그 자리에 딱 놔야 했었는데, 지금은 어질러지면 '나중에 치우면 되지.'라고 생각해요. 그런 일에 신경을 쓰기보다는 나를 좀 더 챙기려고 노력하죠."

완벽함을 추구하는 사람일수록 보이는 세계에 집착하여 자신을 다그치게 된다고 합니다. 어떤 일에 실수가 있더라도 상황이 조금 부족해 보여도 주어진 상황을 받아들이고, 자신이 할 수 있는 것을 하면서 부족한 것을 채워나가는 것이 건강한 삶을 살아가는 지혜입니다.

"남을 돌보는 직업이라 병원에서도 그렇고, 늘 도움을 주는 편이었고 완벽하게 일하는 편이었어요. 그렇다보니까 능력이 없어 보이는 사람, 자기관리 못하는 사람들이 '저 사람, 왜 저러지?' 하며 허술하게만 보였는데, 이제는 '그래, 능력이 안 될 수도 있지. 하고 싶어도 못할 수 있지.' 이렇게 가치관이 달라졌죠. 나도 도움을 받을 수 있는 사람이구나 생각하면서요. 그리고 아무래도 육체적으로 많이 피곤하고 외모도 달라졌기 때문인지 자존감도 저하되고 자신감도 줄었어요. 그래서 새로운 걸 도전할 때 주저하게 됐지만, 시간이 지나면서 현재의 저를 있는 그대로 받아들이고 있어요."

간호사로 일하는 김지수 씨는 스스로의 부족함을 인정하면서 다른 이의 실수에도 너그러워졌다고 합니다.

만약 예전의 자신이 완벽주의에 갇혀 있었다면, 이제는 자신을 괴롭히지 마세요. 실수를 범하거나 잘못된 결정을 내리면 자신을 탓하기보다 스스로를 다독이고 내일의 '나'를 수용하는 마음을 길러야 합니다. 넘어져도 괜찮습니다. 다시 일어날 수 있으니까요. 다시 시작할 수 있어 행복한 당신입니다.

Lesson 26. 세상과의 소통, 마음력을 키우자

유방암을 치료하면서 종종 세상에 혼자 버려진 느낌을 갖게 되곤 합니다. 아무도 이해해주지 못할 것 같은 이질감에 하나둘 친구들과의 연락을 끊고 이웃의 시선을 피해 숨기 비빴던 유방암 초기. 그런데 시간이 지나도 여전히 세상과의 소통은 힘들기만 합니다. 하지만 문득 돌아보니 어쩌면 스스로 자신을 가두고 있는 건 아니었는지 후회와 두려움이 밀려오기도 합니다.

이서영 씨는 유방암 진단을 받은 지 2년이 되었지만, 초기의 자신을 떠올리면 많이 두렵고 외로웠다고 합니다.

"그냥 집에만 있었어요. 그러면서도 남이 나를 알아주기를 바라고 쳐다봐주길 바라고 관심 가져주길 바랐어요. 소극적으로 되어버린 거예요. 그래서 다시 재발되는 것보다도 정신적인 위축감이 더 힘들었던 것 같아요."

꽤 오랜 시간이 흘러도 일상을 마주하고 복귀하는 것이 쉬운 일은 아닙니다. 여전히 자신감을 잃지 않으려 노력해야 하고, 때로는 흐트러진 마음도 추스려야 합니다. 이로 인해 아직도 주변의 시선을 살피고 위축되는 자신과 맞닥뜨리는 순간을 겪곤 합니다.

"저는 제가 좀 달라졌으면 좋겠어요. 아프고 나서 더 아프지 않으려면 스스로 바뀌어야 된다는 걸 아는데도 아직 안 바뀐 것 같아요. 성격도 그렇고, 상황도 그렇고. 우선은 자신감도 떨어지고 신체적으로도 변하면서 원래 만나던 사람들, 친구들도 연락을 다 끊었어요. 얘기를 할 수가 없더라고요. 그리고 혹시 다시 일을 하게 되면 얼마나 불편할까 싶고…. 그렇다보니 사람들에게 연락이 와도 기피하고 제가 더 저를 작게 만들었죠."

유방암 치료 후 2년이 지난 지금, 이재현 씨의 말에서는 스스로 세상과 소통의 문을 닫아버렸던 것에 대한 후회가 묻어나옵니다.

그러면 자신의 모습을 인정하는 데 조금은 여유가 생긴 유방암 선배들은 세상과 어떻게 부딪쳤을까요.

"저는 전절제를 했어요. 운동을 위해 수영장을 다니는데, 유방암 수술 흉터를 가진 두 분이 더 계세요. 처음에 그분들은 수건으로 가리고 다니셨는데 제가 맨날 떳떳하게 돌아다니니까, 생각을 달리하셨는지 어느 날부터 그냥 다니시더라고요. 우리는 신경 안 써요. 단지 하나의 수술 자국일 뿐이니까 감출 것도 없이 당당하게 다니죠."

유방암 11년차 이정숙 씨, 전절제로 한쪽 가슴인 그녀는 수영장 안에서 그 누구보다 당당합니다. 쳐다보면 신경 쓰이지 않냐는 질문에 호탕한 웃음으로 대답합니다.

"제가 남의 시선을 신경 안 쓰는 편이라 보거나 말거나 해요. '뭐 하러 남을 신경 써?' 싶어서 감추지 않아요. 방학 때면 삼삼오오 모여 있는 아이들이 곁눈질하는 게 느껴지는데, 어쩔 때는 '뭘 쳐다보나' 하면서 더 내밀면 애들이 도망갈 때도 있어요. 사실 가리고 다니는 게 너무 귀찮잖아요."

다음에는 화보집을 내볼까 생각 중이라며 한쪽 가슴을 자연스럽게 받아들이는 그녀의 당당함이 진정 아름답습니다.

처음부터 세상과 마주하기가 쉽지는 않습니다. 세상에 거리낌 없이 다시 나설 수 있게 되기까지 용기를 수도 없이 불러일으켜야 했지만, 중요한 것은 '첫 시도' 그리고 두 번, 세 번의 '반복'일 것입니다. 피아노를 잘 치고, 춤을 멋지게 추기까지는 숱한 연습이 필요하듯, 세상과 마주할 자신감을 키우기 위해서도 수없이 반복되는 '마음 다스리기 연습'이 있어야 합니다.

잡념과 걱정이 마음에 넘쳐 자신을 휘두르기 시작하면 밖으로 나가 세상을 만나본다는 김정란 씨는 특히 새벽시장을 돌아본다고 합니다. 활기가 가득한 그곳에서 잠시 사람들이 사는 모습을 구경하고 있으면 삶의 의욕이 불끈 솟아오르는 것이 느껴지기 때문이죠.

"동네를 걸으며 신나는 노래를 흥얼거려도 좋고, 비 오는 날 카페에 앉아 따뜻한 차를 마시며 지나가는 사람들을 아무 생각 없이 구경하는 것도 좋아요."

10년차를 넘긴 유방암 멘토 정희선 씨는 외로움의 처방전이 '세상과의 소통'이었다며 후배들을 향해 스스로 갇히지 말라고 조언합니다.

"집에서 웅크리고 있으면 스스로 나를 못살게 하는 것 같아서 일부러 나가요. 내가 무슨 잘못을 한 것도 아니고 지나고 나면 아무것도 아닌데, 그 속에 갇혀서 사람도 못 만나고 제대로 살지도 못하면 무슨 소용이에요?"

그녀의 조언처럼 이제 그만, 세상을 향해 마음의 문을 열고 고여 있는 마음의 물이 힘차게 흘러갈 수 있도록 물길을 트여주세요.

▌공감할 수 있는 친구를 만드세요 ▌

필연적이고 우연적인 만남을 거듭하며 사람은 서로에게 의미 있는 친구가 됩니다. 또한 혼자서는 살아갈 수 없는 세상이기에 서로가 서로에게 기대어 마음을 나누고 살아가는 것이 인생입니다.

"처음 암 선고를 받았을 때는 담담했는데 시간이 지날수록 힘들고 외로워요. 내 몸의 작은 변화에 대해 말하고 싶고 무섭고 힘들 때 위안도 받고 싶은데, 과연 이해해주는 분들이 있을까요?"

암을 겪었다는 사실이 부정적으로 각인되어 주변 사람들과 어울리기 어려워지고, 투정 부리고 고민을 털어놓고 싶지만 진정으로 이해해줄 사람이 없다는 고독감으로 더욱 작아지고 위축되곤 한답니다.

"털어내면 좀 나을 것 같은데, 남동생들만 있다 보니까 터놓기가 힘들어요. 그렇다고 다른 사람한테 이야기를 하면 앞으로 나를 어떻게 생각할까 괜히 꺼려져서 피하게 되죠."

“외부적으로는 전혀 안 만나요. 굳이 내 상태를 알릴 필요가 없고, 초라한 모습을 보이고 싶지도 않거든요. 물론 내가 이야기 안 하면 모르겠지만 자괴감이랄까, 그런 게 좀 있어요.”

살아오면서 크고 작은 사연으로 시간의 베를 함께 짜온 숱한 인연들, 기쁨과 웃음을 함께 했던 그들은 지금 모두 어디로 갔을까요?

“예전에 주변에서 어려운 일, 괴로운 일 있는 사람이 저한테 상담을 하면 ‘그래, 충분히 이해한다.’ 이렇게 얘기를 했어요. 그런데 직접 유방암 수술하고 치료를 해보니까 내가 겪지 않는 것을 이해한다는 것은 오만이었어요. 사실 전에는 누군가 답답하고 괴롭다고 얘기했을 때 보통 사람이 반을 이해하면, 나는 그 이상을 이해한다고 자부했거든요. 그런데 지금 보니까 사실은 반에 반도 이해를 못했던 같아요.”

현재 도예가로 활동 중인 최미용 씨는 예전에 힘든 일을 겪은 사람들을 위로하며 충분히 이해한다고 자부했던 오만함을 유방암을 겪으며 반성하게 되었다고 합니다. 아니, 유방암을 경험한 지금도 사실 남을 다 이해할 수는 없다고 고백합니다.

자신이 직접 어떤 일을 경험했다 해도 타인의 감정에 대해 이해하는 것은 결코 쉬운 일이 아닐 겁니다. 그 때문에 암을 경험해본 적이 없는 사람들은 유방암을 안고 사는 그녀들의 두려움과 슬픈 감정, 불안함에 대해 무감하거나 가볍게 대응하기도 하지요. 이런 이유로 새로운 사람과 관계를 맺을 때 대다수의 유방암 선배들은 ‘유방암’에 대해 말하지 않았다고 합니다. 남의 어려움을 알았을 때 어떻게 반응해야 할지 모르는 사람들에게 자칫 불편함을 줄 수 있으며 자신도 상

　지금 이 순간 행복하기

처를 받을 수 있기 때문이죠.

지금 당신이 그런 상처에 갇혀 사람들과 함께 하기 어렵거나 거리를 두게 된다면, 눈을 돌려 유방암으로 공감을 나누는 새로운 인연을 맺어보세요. 같은 아픔을 겪었던 그녀들은 누구보다도 당신의 마음을 공감하고 지지해줄 수 있습니다.

"수술하고 누워 있는데 누구의 말도 들리지 않았어요. 그런데 치료 마친 분이 설명을 해주는데 너무 와 닿았고 큰 힘이 되었죠. 당시에 만난 5년이 지난 유방암 선배들은 신처럼 느껴질 만큼 인상적이었어요."

충격의 순간부터 비교적 담담해지기까지 과정을 회상하던 이선규 씨의 눈시울이 슬며시 붉어집니다. 힘이 되어주었던 선배들과 동료들이 없었다면 그녀의 힘든 시간은 조금 더 길어졌을지도 모릅니다. 같은 경험을 하고 비슷한 고민을 하는 사람들과의 교류를 통해 살아있는 이야기를 좀 더 생생하게 듣고 나누고 싶다면, 직접 대면하여 만나는 환우 모임에 참여하는 것이 좋습니다.

"신체적인 증상은 의료진이 해결해주겠지만, 정서적인 것들은 근본적으로 해결이 안 되는 것 같아요."

유방암 3년 차 이서영 씨도 사람들과의 직접적인 만남을 통해 위안을 얻고 있습니다.

"유방암을 겪고 수술도 했기 때문에 좀 위축되는 부분들이 있거든요. 그런데 다른 사례들을 듣다보면 나만 겪는 게 아니니까 위안이 되고 힘든 문제들도 공감하면서 풀리기도 해요. 그리고 지금 겪지 않은 문제를 듣게 되면, 그런 일이 생길 때 '나도 이렇게 하면 되겠구나.'라는 생각을 하게 돼요."

이런 만남으로 외로움을 이겨내고 의지를 단단히 할 수 있기 때문에 대다수의 유방암 선배들은 '유방암 동기를 만들라'고 조언합니다. 같이 외식을 할 때도 남의 눈치를 보며 피해야 할 음식에 대해 걱정하지 않아도 되니까요. 또 암환자라는 티가 날까 신경쓰이던 외모에도 초연해지고, 가족과 친구에 대한 고민이나 암에 대한 걱정도 공감할 수 있으니 암을 이겨낼 때까지 진심으로 소통할 수 있는 동기를 꼭 만나라고 말합니다.

"저는 아이를 낳고 유방암에 걸렸지만, 친구는 유방암에 걸린 후 결혼도 하고 아이도 낳았어요. 그래서인지 유방암에 걸렸다고 아이를 낳을 수 없을 거라는 생각을 안 해봤어요."

유방암 4년 차 김은아 씨(40세)는 치료 후 정상적인 결혼을 하고 출산까지 하는 유방암 동기를 봤기 때문에 혹여 미혼 유방암 여성을 만나 관련된 고민을 듣게 되면 할 수 있다는 희망을 전해준다고 합니다. 희망을 일리고 힘께하면서 서로가 잘 살아주는 것이 힘이 되고 도와주는 것임도 느끼게 된 것입니다.

아픈 경험담을 되짚어 후배들에게 들려주는 것이 너무도 힘들었다는 이도 있습니다.

"누구한테 말하는 자체가 또 아픈 기억을 되살려야 하기 때문에 힘들었어요. 그래도 결국 지금처럼 인터뷰할 수 있다는 건 저 스스로 많이 극복했기 때문이라 생각돼요. 극복 안 하고 계속 그 상태였다면, 도저히 나올 수 없는 자리였겠죠."

여러 번의 망설임 끝에 인터뷰에 응해주었던 채민경 씨도 경험을 나누고 공감할 수 있는 유방암 동기의 중요성에 대해서 다른 선배들과 한목소리로 얘기합니다.

"용기 잃지 마시고 함께 해요. 환우들과 정보도 나누지만 어려운 부분을 같이 공감할 수 있어서 많이 위로가 되고 치유가 돼요."

환우모임에서는 사람들마다 겪었던 경험도 가지각색이고, 부작용 및 생활 관리법도 천차만별이기에 많은 정보와 공감을 얻을 수 있습니다. 마치 낯선 길을 물었을 때 머리에 지도만 담아둔 사람은 방향과 위치에 대해서만 제시해주겠지만, 그곳을 다녀온 사람이라면 경험을 통해 생생하고 현실적인 길을 안내해주는 것처럼 서로에게 많은 도움이 될 것입니다.

| 균형적인 교류가 필요해요 |

서로 상처를 보듬어주고 아픔을 공감하면서 힘이 되고 희망을 안았지만, 선배들은 유방암 동료들과의 교류에서도 몇 가지 염두에 두어야 할 점이 있다고 지적합니다.

하나, 각자 상황이 다르다는 것을 인정해야 합니다.

"저는 같은 유방암 환자를 만나는 게 힘들어요. 만나면 그 사람들이 '누구 재발했대.', '누구 또 암 걸렸대.' 등의 소문을 얘기해주잖아요. 그 얘기 들으면 기분이 안 좋아져요. 예전에 한동안 퇴원하고 같은 방에 있던 사람들과 연락했는데, 어느 날 안 좋은 소식을 듣고 너무 힘들었어요."

2009년 유방암 3기를 진단받았지만 지금도 건강하게 생활하고 있는 채민경 씨는 아직도 다른 환우를 만나는 일이 꺼려진다고 말합니다. 아픔을 공유했기에, 다른 여성들의 삶이 자신에게 투영되기 때문이죠.

"치료받을 당시에는 남의 말을 듣는 게 참 도움이 많이 돼요. '나는 어떻게 치료했어요. 이럴 때는 어떻게 하세요.' 그래서 그때는 온라인 모임도 열심히 드나들고 그랬는데 치료가 딱 끝나니 다시 생각하기가 싫은 거예요. 그래서 병원에 와서 검사를 기다리면서도 다른 사람들과 되도록이면 말을 안 섞으려고 해요. 그런데 꼭 한두 분은 먼저 말을 걸어요. 한 어르신이 '왜 이렇게 젊은 사람이 왔어요?' 물으면서 본인도 유방암을 겪었는데 20년 만에 위암으로 다시 왔다고 말씀하시는 거예요. 그 얘기를 들으니 또 가슴이 철렁해요. 안 그래도 검사할 즈음이라 여기저기 안 좋은 것 같은데 마음이 더 불안해지죠. 차라리 그런 얘기를 안 해줬으면 좋겠어요."

힘든 기억들을 떨쳐내고 가볍게 웃기까지는 시간이 필요할 겁니다. 때문에 조금 더 단단해질 때까지는 상처를 건드리는 사람들과의 자리를 피하고 싶다고 그녀는 덧붙입니다.

단지 유방암이라는 인연으로 서로를 대하지만 치료 시기나 방법, 치료 후 부작용, 치료를 마치고 얼마나 지났는지 등 개인이 처한 상황은 모두 다르겠지요. 따라서 선배들은 이왕이면 비슷한 경험을 한 동기를 만나는 것이 좋다고 조언합니다. 혹여 새롭게 맺은 유방암 인연이 비교로 이어져 자신을 위축시키거나, 또 다른 아픔이 더해져 상처로 이어질 수도 있기 때문이지요.

둘, 전부 내 얘기는 아닙니다, 잘 골라서 들어야 합니다.

"완치가 되어서 건강하게 잘 산다는 사람들의 이야기를 들어야 되는데, 안 좋게 된 사람들의 이야기에 귀가 더 열리는 거예요. 건강해진다는 확신이 없어서 대처하기 힘들고 마음이 조급하니까, 심각한 상태나 재발에 대한 얘기들을 먼저 들었던 것 같아요."

내성적이고 소극적인 성격의 채민경 씨는 사람들과 직접 만나는 대신 인터넷을 통해 정보를 얻었습니다. 그렇지만 잘못된 정보와 근거 없는 이야기, 한 사람의 경험담에 편중되어 게시된 글들을 보며 유방암에 대해 두려운 마음이 더 커져버렸다고 합니다. 엎친 데 덮친 격으로 그녀는 치료 후 공황장애라는 심적인 고통까지 겪어야 했습니다.

길을 먼저 가본 사람들이지만, 험한 길을 안내하거나, 쉬운 길에 대해 알지 못한 채 자신이 걸었던 길만 단편적으로 보여줄 수 있다는 것을 간과해서는 안 됩니다.

"다른 사람이 힘들었다고 하면 액면 그대로 받아들이지 말고, 불필요한 말을 제하고 필요한 내용, 즉 내 상황에 맞는 것만 들어야 견디는 게 쉬워져요."

"극복한 분들의 사례를 듣는 것도 중요하지만, 그중에 자신에게 맞는 걸 선별해야 해요."

"모임에서 개인적인 이야기를 들을 때는 필요한 부분만 내 삶에 적용시켜야 도움이 돼요."

무엇보다 암 투병 경험과 자신들의 삶의 균형을 맞춰야 함을 기억하세요.

유방암으로 인해 답답해진 마음을 풀어줄 '마법의 특효약'을 찾는다면, 유방암 선배들은 그 비법이 '영양가 있는 대화'라고 귀띔합니다.

"대화 자체가 웰빙이에요."

한 유방암 멘토의 말처럼 긍정적이고 수용적인 대화는 삶을 윤택하게 하는 제일의 건강법이 될 수 있습니다.

그러나 유방암을 겪은 그녀들과 주변인과의 관계를 자세히 들여다보면 문제가 되는 것은 대부분 '듣는 쪽'인 경우가 많습니다. 자기가 듣고 싶은 대로 골라 마음대로 해석하고, 상대방의 뜻을 잘못 이해하면서 비난이 섞이기도 하고, 이것은 곧 모진 응대로 이어지기 때문이죠.

건강한 인간관계에 관한 이야기를 나눌수록 서로에게 진실해지는 것이 얼마나 중요한지가 명확해집니다. 부부간의 대화나 친구, 이웃간의 만남 혹은 자녀들과의 대화 속에 진솔한 소통이 없다면 신뢰가 깨지면서 관계를 지속하기 힘들게 되지요.

"식구들도 어느 정도까지만 봐주지, 길게는 안 가요. 스스로 견디고 생활해야 한다고 생각하죠. 엄마로서 역할은 해야 하는데 힘드니까 아이들에게 제 상태를 솔직하게 말했어요. 저희 아이들은 평소 독립심을 키워놔서 생각보다 힘들지 않게 도와줬어요. 먹이를 주기보다 먹이 잡는 법을 가르쳐주고 어려울 때 서로 돕는 것이 가족이라고 인식시켜줬지요."

남편과의 이혼으로 자식들과 교류가 예전만큼 많지 않았지만 이윤주 씨는 자신으로 인해 아이들이 상처받지 않았으면 하는 마음에 솔직한 심정을 스스럼없이 터놓습니다.

대화에 있어 가장 어려운 것은 서운한 점이나 부탁할 것이 생겼을 때 요청하는 법입니다. 오랜 시간 같이 지낸 부부들조차 이러한 대화에 어려움을 느끼곤 합니다. 상대방이 내가 원하는 것을 알면서도 안 들어주는 것처럼 보여 상처를 받고, 경우에 따라서는 도움이 필요하다는 사실조차 인지하지 못해서 답답함을 낳는 경우도 있습니다. 과연 대화를 어떻게 요청하는 것이 바람직할까요?

성인이 된 장선영 씨의 자녀들은 엄마에게 대화를 요청하는 법을 알고 있었습니다. 장선영 씨는 바쁜 직장생활과 집안일을 병행하는 프리랜서입니다. 유방암 치료를 마치고 1년이 지났을까, 힘든 일을 마치고 귀가한 어느 날, 집안일을 도와주지 않는 서운한 마음에 자녀들에게 화를 냈습니다. 무작정 질러버린 불평에 곧 후회가 찾아왔습니다. 이때 선뜻 화해의 손길을 내민 건 작은 딸이었습니다.

"며칠 후에 딸이 '엄마, 차 한 잔 해요.' 하며 앉더니 얘기를 하더라고요. 서운하게 듣지 마시라고, 아무리 엄마가 아프다고 해서 말을 그렇게 하면 서운하다고. 우리도 준비할 시간을 줘야 되지 않냐는 얘기를 하더라고요."

화가 나거나 짜증이 난 상태에서의 대화는 암보다 독하게 상대에게 아픔을 줄 수 있습니다. 따라서 잠시 서로의 화로 달궈졌다면 열을 식힐 수 있는 시간을 주는 것도 상처를 피하는 방법입니다. 행복의 대화법은 생각보다 간단할 수 있습니다. '내가 듣고 싶은 말'을 상대방에게 먼저 건네보는 것이 그 첫걸음이죠.

Memo

대화를 잘 요청하는 법

하나, 상대방에게 무엇을 바라는지 정확하게 생각해서 파악합니다.
둘, 이후 어떻게 행동이 변했으면 좋겠는지, 그 행동만 구체적으로 전달하세요.
셋, 도움이 필요할 때는 요구 사항과 자신의 느낌을 함께 말하는 게 좋습니다.
넷, 가장 중요한 것으로, 부탁한다고 해서 항상 이뤄지지 않을 수 있습니다. 특히 유방암의 경우 보이지 않는 심리적 불만족으로 이해받지 못하는 경우가 많은데, 이때 상대방을 무조건 비난하거나 빈정거리지 말고 부분적으로 타협하거나 시간을 두는 방법으로 도움을 받으세요.

솔직하게 표현하는 방법

하나, 애매모호한 단어보다 정확한 의미를 가진 단어를 쓰세요.
둘, 지금의 느낌을 잘 나타낼 수 있는 수식어를 활용해보세요.
셋, 감정을 일으킨 원인에 대해 설명을 하는 것도 좋습니다.
넷, 과거의 경험이나 상황 등 대화와 관련된 자신의 특별한 경우가 있다면 솔직히 알려주세요.

"가족들이 잘 해준다고 해도 유방암을 끝까지 다 모르는 것처럼 우리도 가족의 마음을 다 알 수 없는 거예요."

딸이 건네준 차 한 잔 속에서 가족을 더 이해하려는 마음을 엿볼 수 있었던 것처럼 대화는 서로의 말보다, 그 안에 내재된 의미를 헤아려야 할 것입니다. '암'이라는 여정 속에서 가족끼리의 대화가 단절되지 않고 서로를 이해하기 위한 도구로 삼아 원활한 소통을 이룸으로써 행복의 울타리를 만들어보는 것입니다.

성숙해진 '나'를 발견해요

"치료 끝나고 여행을 많이 갔어요. 여행 가보니까 매 순간이 너무 좋고, 그렇게 활력을 얻어서 돌아오면 마음도 괜찮아지는 것 같아요."

낯선 환경에서 낯선 사람과의 만남을 통해 기분 좋은 긴장감과 새로운 모습의 나를 발견하다 보면, 무거운 마음도, 복잡한 생각도 조금쯤 가벼워지는 여유를 가질 수 있습니다. 여행지에서도 혹은 여행을 다녀온 후에 마음을 돌아보고 자신만의 인생설명서를 만들어보는 것은 건강한 자신을 되찾는 방법이 될 겁니다. 유방암으로 인해 삶에서 얻은 것이 있었는지도 함께 적어보면 더 좋겠지요.

"제 삶의 태도가 바뀌었죠. 그 전에는 부족한 것에 민감하고 좀 부정적이었는데 지금은 덤으로 주어진 삶이라고 생각하니까 매사가 다 즐겁고 감사해요."

"전에는 시댁 문제로 골치가 아팠는데, 암에 걸리니까 남편이 내 편이 된 거예요. 그러니까 가정이 평안해졌어요. 물론 애들한테는 미안했죠. 그때가 사춘기였는데 다른 애들처럼 말썽 한 번 못 부리고 자랐거든요. 하지만 그 이후로 저는 아이들에 대한 사랑이 고마움으로 바뀌었어요. 그리고 무엇보다 소유욕을 버리게 됐어요. '버려야 한다'는 생각을 통해 삶이 단순하고 편안해지면서 정신적 여유가 생겨서 그런지 타인에 대한 사랑도 너그러워졌어요."

"저는 오히려 그 반대였어요. 가족도 좋지만 저는 순전히 '나'를 찾는 과정이었어요. 아, 내 존재가 있구나. 누구의 부인, 엄마였다가 인간 윤명희로 돌아왔죠. 내가 아프면 그냥 지나치면서도 가족이 아프면 발을 동동 굴렀는데, 이제는 '아프면 나부터 챙기자'라는 생각이 들었다니까요."

나이가 지긋한 어른이지만 '나'를 위해 사는 법을 새로이 터득하였다는 말에서, 인생은 끊임없이 배워나가야 하는 머나먼 여정인 것

우리 모두 잘 이겨내요!

조정희(54세, 2010년 11월 진단)

2010년 11월 30일, 수술 날짜가 결정되던 날.

날짜를 받아놓고 곧 죽는다는 생각만이 머리 속을 가득 채우던 때가 엊그제 같은데… 이제는 더 살아 아들 장가 보내고 손녀, 손자들 보아야겠다는 마음으로 변한 것을 보니 사람 마음이 참 간사한 것 같아요.

수술 후에도 혹시나 전이가 되면 어쩌나 조금만 이상해도 재발되었을까 하는 걱정에 첫 일년은 무척 불안하고 힘들었는데 말이죠. 그리고 얼마쯤 지나고 나서 받았던 종합검진에서 검사 결과가 아무 이상이 없다고 했을 때야 그 기분을 떨쳐버리고 가벼운 마음으로 지낼 수 있었어요. 감사한 마음에 이제부터라도 마음 놓고 편하게 생활하면서 운동도 열심히 하고, 의사 선생님이 시키는 데로 치료하면서 걱정 없이 살겠다고 다짐도 했었거든요.

항암 8차에 허셉틴 주사 1년, 게다가 5년 동안 약을 먹어야 된다는 소리 들었던 것도 벌써 몇 년 전이네요. 손 관절과 무릎, 골반이 다 아파서 소파에서 앉았다 일어나려면 여러 번 아이구 소리가 나왔고, 오른 팔에 림프부종까지 와서 스스로 고물상 같아 한심하다고 생각했던 것도 여러 번. 그래도 참 열심히 살았고, 작은 것부터 천천히 도전하려고 노력했어요. 훗날 옛날 일이라며 회상할 날이 올 것이라 다독이며 인내심으로 참고 있으니 조금씩 좋아지는 것을 몸소 깨닫게 되었어요. 무엇보다 스스로 자신감을 가지고 내 몸은 내가 잘 지켜야 한다는 마음가짐으로 긍정적으로 변해가면서 더 잘 이겨낼 수 있었고요. 암은 저에게 성숙할 수 있는 기회를 준 것 같아요. 그 동안 정말 힘들었지만 이제는 암이 저에게 준 선물을 다른 사람들과도 나누고 싶어요. 이제서야 마음의 여유를 찾았나 봐요. 여러분도 힘내세요.

암 환자라고 생각하면서 챙겨주기만 바라지 말고 몸으로 움직이고 느끼고, 매사 긍정적으로 생각하면서 자신감 있게 남은 여생 멋지게 살아봐요.

같습니다.

유방암을 겪은 시간을 통해 고통을 행복의 밑거름으로 바꿔가고 있는 그녀들의 모습이 비 온 뒤 더 녹음이 짙어진 나무를 닮은 듯 싱그럽기만 합니다. 암 이전의 삶으로 완전히 돌아가기 어렵다면, 그녀들처럼 새로운 인생을 위해 고통도 성숙하게 겪어내는 것이 진실된 행복을 찾는 길이 아닐까요?

"인생의 의미를 찾으려 하지 말고 인생의 의미를 부여하라"는 고(故) 김수환 추기경의 가르침처럼 나 자신에게 스스로 가치를 부여하고 삶을 의미 있게 만들어가는 것! 바로 세상 앞에 마주 서는 힘은 바로 내 안에 있다는 것을 발견하는 것이 행복한 삶을 만드는 첫걸음일지도 모릅니다.

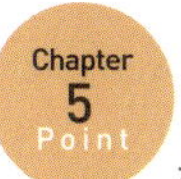

Lesson 21. 정기검진, 피할 수 없다면 받아들여라

 정기검사의 긴장감을 잊으려 애쓰기보다 그때를 위해 몸을 관리하고 대비하는 것이 중요합니다. 그리고 정기검진을 통해 병을 일찍 찾아내는 것도 어쩌면 축복일지 모릅니다.

Lesson 22. 걱정으로 시간을 낭비하지 마라

피하기만 한다면 두려움으로부터 벗어날 수 없습니다. 재발에 대한 두려움으로 미리 위축되지 말고, 예방법을 실천하며 꾸준히 건강하게 관리하는 것이 최고의 선택입니다.

Lesson 23. 영혼의 감기, 우울에 대처하라

우울은 조기진단과 조기치료가 중요합니다. 때문에 증상이 악화되기 전에 주변의 도움을 받거나 정신건강 상담가에게 치료나 상담을 받는 것이 중요합니다.

Lesson 24. 잘 자고, 잘 쉬어요

특별한 원인 없이 잠드는 데 어려움을 겪는 경우, 자신의 생활패턴을 돌아보고 새로운 생활 수칙을 만들어 행복한 수면환경을 만들어보는 것이 도움이 됩니다.

Lesson 25. 스트레스, 바로바로 날리자

마음의 스트레칭과 더불어 산책과 휴식 또한 심상의 전환, 요가, 스트레칭 등의 가벼운 운동을 하루 10~30분씩 꾸준히 하는 것 등은 스트레스 해소에 도움이 됩니다.

Lesson 26. 세상과의 소통, 마음력을 키우자

세상과 마주할 자신감을 키우기 위해 수없이 반복되는 '마음 다스리기 연습'이 있어야 했습니다. 유방암을 겪은 시간을 통해 긍정적인 생각으로 변화를 겪어내며 고통을 행복의 밑거름으로 바꿔가세요.

지금 이 순간 행복하기

Chapter 6

{ 유쾌한 그녀들이 돌아왔다 }

"시간이 지난 다음에는 모든 게 제자리로 돌아가요.
처음 진단받았을 때부터 치료받는 동안은
앞으로 내가 어떻게 살아야 될지 이런 생각은 하지도 않고
오로지 죽음밖에 생각하지 않았어요.
내게 남은 시간이 지금밖에 없는 줄 알고 너무 힘들었거든요.
그러나 시간이 흐르면 다시 원래 자리로 돌아왔고
지금은 행복해요."

– 김은아(40세, 2009년 6월 2기 진단)

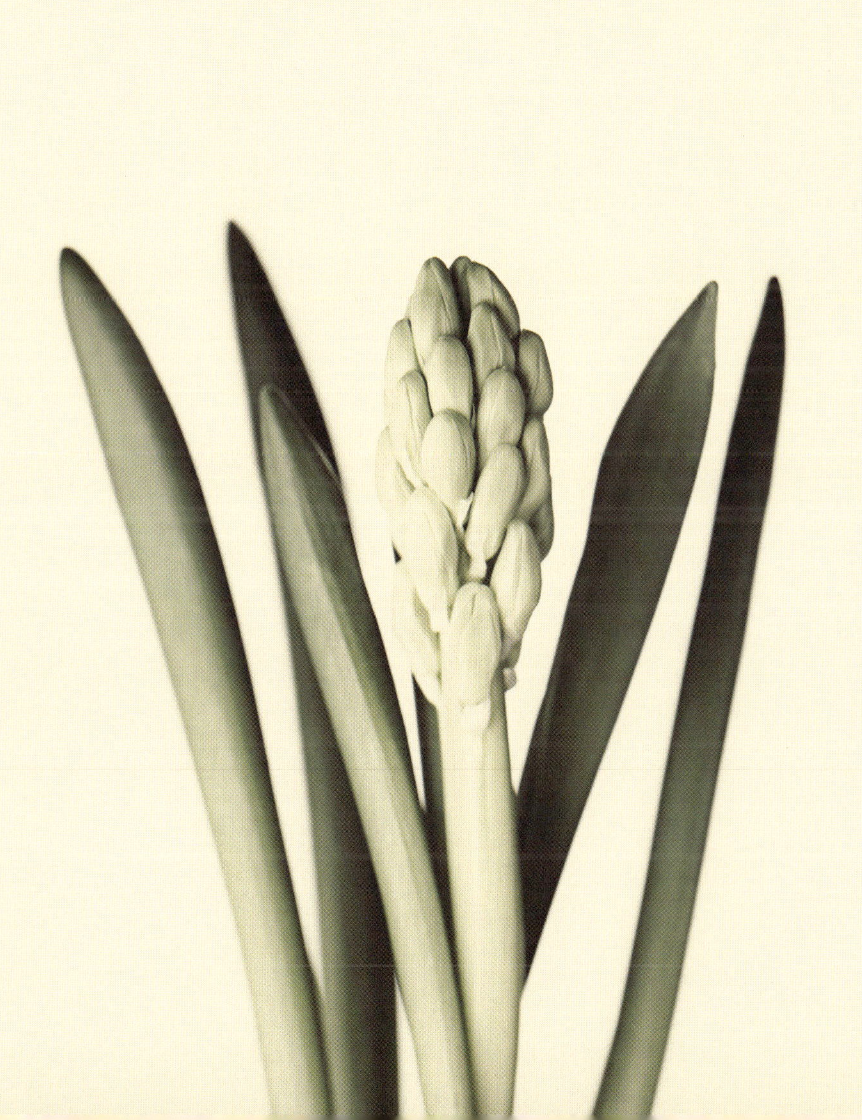

다시는 떠나고 싶지 않은 낯선 여행(치료)을 마치고 마음도 몸도 조금씩 달라진 모습으로 집에 돌아왔습니다. 준비도 안 된 채 갑작스럽게 떠난 길이었기에 막막하고 두렵기만 한 마음으로 떠밀리듯 출발했습니다. 누군가는 끝없이 펼쳐진 모래 사막 위에서 오로지 생존을 위해 버텨야 하는 자기와의 싸움이었을 수도, 또 다른 이에게는 궂은 비를 맞으면서도 묵묵히 마음을 다잡는 인내의 시간이었을 수도 있습니다.

여정은 제각기 달랐지만 저마다 길 위에서 자신만의 의미와 삶의 목적을 찾아 돌아왔습니다. 때로는 불쑥불쑥 찾아오는 신체의 변화들이 순간순간 마음을 휘청거리게 만들기도 했지만, 돌이켜보면 이 고단한 여정은 뜻밖에도 많은 것을 얻게 했고 진심으로 감사하는 마음을 가지게 만들었습니다. 삶과 인생의 의미, 가족의 의미, 행복의 의미, 그리고 스스로 사는 이유에 대해 새삼 깨닫게 되는 귀한 시간이었습니다.

"돈과 성공을 쫓았고, 아이들을 최고로 키워야 한다고 다그치면서도 매일 집안엔 싸움이 그칠 날이 없었는데, 그때는 제가 잘못하고 있다는 것을 몰랐어요. 저만 힘들고 바빴지만, 문제는 엄마인 제게 있었던 것 같아요. 느리게 가면 어때? 조금 손해 보면 어때? 아이가 공부 조금 못한다고 옆집 엄마한테 기죽을 필요 없는데 왜 그땐 그게 안 되던지요. 아직도 많은 것을 비우고 살아야 하지만, 이렇게 조금 내려놓았을 뿐인데, 마음이 너무도 가볍습니다. 아프고 난 후 상처가 아물기까지 잠깐의 쉼표가 있어서 참 다행이라고 생각해요.”

여정 하나하나마다 사연이 더해져 비울 줄 아는 지혜가 쌓이고 조금은 여유로워진 지금, 각자의 여행에서 돌아와 제자리를 찾아가고 있습니다. ‘여행은 돌아오기 위해 떠난다.’고 하죠. 다음 장부터는 여행 같은 일상을 즐기는 법에 대해 유쾌하고 솔직한 유방암 선배들의 이야기를 들어보려고 합니다.

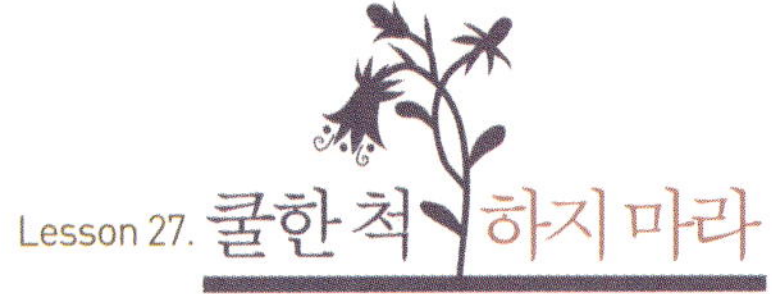

Lesson 27. 쿨한 척 하지 마라

자, 일상이 다시 시작되었습니다. 그러나 상쾌할 것만 같던 일상은 기대와 다르게 치료라는 터널 속에서 지칠 대로 지친 ‘내’가 있다는 것을 새롭게 알게 되었습니다.

지친 그녀들에게 선배들은 체력과 마음의 한계를 느낀다면 ‘No’를 외치는 데 망설이지 말라, 즉 더 이상 쿨한 척하지 말라고 조언합니다. 그것은 자신의 마음과 건강, 어느 하나라도 유리한 일이 아니기 때문입니다.

세 아이와 남편 바라기로 20여 년을 살아왔다는 전업주부 채민경 씨가 앞으로의 계획에 대한 질문에 솔직한 심정을 내비칩니다.

“치료가 끝났지만 좀 더 쉬고 싶어요. 아프기 전에는 마음대로 쉰 적이 없거든요. 새벽같이 일어나서 가족들 밥 챙겨 보내느라 발을 동동거렸는데, 이제는 안 일어나요. 밥 다 해놓았으니까 반찬은 알아서 꺼내 먹고 가겠지 해요.”

유방암을 처음 진단받고 나락으로 떨어졌던 감정이 다시 수면 위로 올라오기까지 민경 씨에게 무엇보다 절실한 것은 충분히 쉬는 것입니다. 민경 씨는 지인에게서 들은 짧은 이야기가 그녀의 마음을 일깨웠다고 합니다.

“어떤 사람이 너무 힘들어서 절에 갔대요. 자기 수양이나 성찰을 하는 프로그램이 있는데, 스님이 그 사람을 방에 몰아넣고 3일 동안 생각을 하라고 하셨대요. 밥만 넣어주면서 사람들과 부딪치지도 말고 실컷 생각해보라고 그랬더니 1박 2일 동안 꼬박 잠만 자더래요. 사회에서 온갖 스트레스를 받았던 걸 자면서 비로소 비우고 정리한 거죠. 그 이야기를 듣고나서는 나도 쉬어야 되겠다, 이십 몇 년을 열심히 노력했으니까 나 스스로에게 휴가를 주자, 일단 쉬고 마음이 편안할 때 뭔가를 해야 되겠다는 생각이 들었어요.”

어쩌면 그녀는 예전부터 쉬고 싶다는 마음이 간절했어도 용기를 내지 못하다가 지인의 이야기를 듣는 순간 깨달았는지도 모르겠습니다. 스스로에게 주는 휴가처럼 남편이나 아이, 남들에게 주던 관심과 사랑을 자신에게 주세요. 내 마음 깊은 곳에서 오래 전부터 원했

 유쾌한 그녀들이 돌아왔다

던 것일지도 모릅니다.

살다보면 힘든 일이 있어도 다른 사람까지 불편해질까 두려워 '나 혼자 이겨내면 되겠지.'라는 생각으로 힘들다는 이야기를 솔직하게 하지 못하는 경우가 많습니다. 그렇다보니 많은 짐을 혼자 짊어지고 있는 이들이 있습니다.

하지만 무엇보다도 내 몸과 마음의 치유에 집중해야 할 때이므로 좀 더 자신의 감정에 솔직해지는 것이 필요합니다.

"처음 암 선고를 받고는 담담했는데 시간이 지날수록 힘들고 외로운 거예요. 누구에게든 내 이야기를 하고 싶고 위안받고 싶은데, 엄마니까 투정도 못 부리는 거예요. 그동안 나란 존재는 없고 늘 엄마로서만 살아왔으니 유방암이 아니더라도 외로운 시기죠. 그래서 투정부리고 싶을 때면 그 시간에 나를 돌아보고 자기와의 싸움을 하면서 생각을 바꿔보곤 해요."

외로움의 순간에 자신을 돌아보며 스스로 일어섰다는 장선영 씨(51세, 2010년 진단)는 먼저 자신의 마음을 주시하라고 조언합니다.

"발악을 하며 살았거든요. 아이들을 저렇게밖에 못 키우냐는 소리 안 들으려고 직장 다니면서 너무 애를 썼더니 남은 건 병밖에 없는 거예요. 저는 50이라는 나이를 굉장히 기다렸어요. '작은아이가 교복을 벗고 나면 하고 싶었던 걸 해야지.' 하면서 신나게 일했는데, 암이 딱 기다리고 있을지 몰랐던 거예요. 그런데 만약 암이 안 걸렸으면 여전히 그런 삶이 제 길인 줄 알고 살았을 거예요."

살기 위해 아등바등하며 한 숨 돌릴 틈도 없이 앞만 보고 달려왔건만 겨우 숨 돌릴 여유를 찾으려고 하자 문득 유방암의 적색 신호등이 켜져버렸다는 그녀들.

하지만 많은 유방암 선배들은 인생이 잠시 멈춘 것 같아 아찔하기만 하던 이 적색 신호가, 오히려 자신의 내면과 마주할 수 있는 소중한 기회였다고 말합니다. 가족을 위해, 일을 위해 뒤로 미루어두었던 마음의 우선 순위에서 '나'를 채워 넣는 시간. 덕분에 아파도 참고 외로워도 괜찮다고 말하던 '거짓된 나'로부터 벗어나 아프고 두렵고 힘든 '진실된 나'를 마주 보게 된 것입니다.

박신우 씨(42세, 2011년 진단)도 유방암을 겪은 후에야 늘 혼자 인내하고 삭히며 강해 보이던 자신을 비로소 내려놓을 수 있게 되었다고 합니다.

"워낙 독립심이 강해서 힘들어도 참고 말을 안 했어요. 하지만 암에 걸리면서 더 이상 혼자 해결할 수 없다는 걸 인정하고 도움을 청하게 됐지요."

그동안 아픈 것만으로도 걱정시킨 가족에게 미안해서, 주변에서 환자로 인식되는 것이 싫은 자존심 때문에, 또는 두려움으로부터 회피하고 싶은 마음에 '괜찮다' 소리를 입에 달고 살았는지도 모릅니다.

사회생활 8년 차의 제법 잘 나가는 학원 강사였던 박은채 씨는 서른두 살에 유방암을 진단받았습니다. 늘 바쁘게 살았던 시간들, 열심히 살아왔다고 자부했던 그때, 가슴에서 만져졌던 작은 덩어리는 일상을 온통 흔들어 놓았습니다. '왜 하필 나일까' 원망의 시간을 보내고 밤새 울어 퉁퉁 부은 눈을 보며 속상해서 혼자만의 생각 속으로

    유쾌한 그녀들이 돌아왔다

숨어들기도 했습니다. 그러나 지금 박은채 씨는 현재의 자신이 그 어느 때보다도 행복하다고 말합니다.

"부모님 앞에서 얘기는 못하지만, 아픈 게 오히려 잘 된 것 같다고 생각해요. 자라면서 어리광도 안 부렸는데, 요즘엔 엄마 아빠한테 어리광부려도 다 받아주세요. 무조건 제 위주로 해주시려고 하니까 너무 좋은 거예요."

아프고 나서야 부모님께 어리광을 피워볼 수 있었다는 그녀. 장녀로 늘 똑 부러지게 가정의 보탬이 되었던 30대 어른은, 이제야 어리광이 어른답지 못한 행동이 아니라 솔직한 투정임을 알게 되었습니다.

"어떤 사람이 힘든 얘기를 하며 온몸으로 오열하는 걸 봤어요. 저는 그렇게 못해요. 속으로는 힘든데도 항상 웃고 있는 제 자신이 솔직하지 않은 것 같아 싫었어요. 밝은 모습을 보여주려고 노력하지만 가면을 쓰고 있는 느낌이죠, 이제는 적당히 표현하고 싶어요."

감정을 쏟아내는 일에 익숙지 않았던 이재현 씨(31세)처럼 약한 자신을 드러내지 않으려 아픔과 슬픔 앞에서 애써 강한 척 해온 사람도 있을 것입니다.

유방암을 떠나 나이를 먹고 어른이 되었어도 종종 누군가에게 기대고 싶을 때가 있습니다. 암 때문에 무조건 강하게 자신을 몰아세우기보다는 갈대가 바람의 흐름에 몸을 내맡기듯, 바닷가의 조약돌이 물결에 깎여 둥글게 변하듯, 몸과 마음의 긴장을 내려놓아보세요.

너무 괜찮은 척 애쓰지 말고 참으려고만 하지도 말고, 자신의 감정을 솔직하게 인정하고 표현하는 거에요. 통증을 참는 것이 병을 키우는 미련한 일이 될 수 있듯이 상처받은 마음, 불안하고 외로운 마음 역시 참기만 하면 더 큰 마음의 병으로 자라날 수 있음을 명심하세요.

| 응어리진 마음, 눈물로 씻어요 |

드라마에서 나올 법한 이야기가 내 눈앞에 펼쳐졌습니다. 바로 내가, 그리고 유방암 선배들의 인생 경험들이 그렇습니다.

"저는 암이라는 것을 알고 옷 정리부터 했어요. 나중에 가족들이 내 옷 정리하는 모습을 상상하니까 마음이 좀 그래서 평소 안 입고 아끼고 쌓아놨던 것들까지 다 정리하는데, 그 순간 '내가 왜 이렇게 조급하게 굴지?' 싶어 눈물이 나더군요. 통곡하면서 울고 싶은데 울 곳이 없더라고요. 그래서 수건을 입에 물고 소리도 못 내고 1분 울고, 1분 청소하다가 수건 물고 또 울고. 소리 내서 엉엉 울고 나면 속이 후련할 것 같은데 그걸 못하는 거예요."

덧없는 인생인 줄 알면서도, 죽음이 목전에 다가왔다는 생각이 들자 불현듯 억울하고 안타깝고 허무한 감정을 느꼈다는 그녀입니다.

일상이 일상다워지고 예전처럼 욕심이 나기 시작하면 유방암의 힘든 고비를 다 이겨낸 것이라고 말하는 선배들이지만, 잘 지내다가도 한 번씩 울적해지고 마음이 힘들 때가 하루에도 몇 번씩 찾아온다고도 말합니다. 꾹꾹 눌러도 어느새 풍선처럼 부풀어 오르던 공허함은 제멋대로 터져 주체할 수 없는 눈물이 되어 쏟아지는 것이지요.

"이유 없이 눈물이 날 때는 눈물을 흘리세요. 내 감정에 솔직해지세요. 이 눈물이 나를 치료해주는 선물이라고 생각하고 부끄럽다, 주책스럽다 생각하지 말고."

오래 전부터 우는 일은 인간의 체온을 품고 감정과 마음을 담아 본래의 자신으로 회복시키는 자연스러운 힐링 방법이었습니다. 그러나 많은 사람들이 눈물을 인생의 굴복으로 받아들이며 애써 속으로 참아내고 외면하면서 마음의 응어리가 쌓여버렸던 것이죠.

"딸이 바이올린 레슨을 받는데, 그래서 뒷바라지하는 게 힘들거나 충분히 못해줄 때마다 더 우울해지는 거예요. 가끔은 억지로 참고 혼자 삼키는 것보다 그냥 우는 것도 괜찮지 않을까, 그런 생각이 들 때가 있어요. 딸 때문이 아니라 제 스스로에 대한 자괴감 때문에 우울해지는데, 울고 나면 좀 더 가벼워지고 괜찮아지거든요."

유방암 이전의 삶이 울고 싶을 때 울지 못하는 삶이었다면, 지금은 눈물로 표현되는 감정의 솔직함을 새롭게 배워나가는 단계이기 때문입니다. 마음이 답답해서 숨고만 싶을 때 실컷 울다보면 가슴이 후련해지고 감정이 정리되면서 몸에 쌓인 해로운 감정들을 털어내는 자신을 발견할 수 있습니다. 삶의 희노애락과 함께 눈물은 우리의 마음을 정화시켜주는 좋은 방법이기도 합니다.

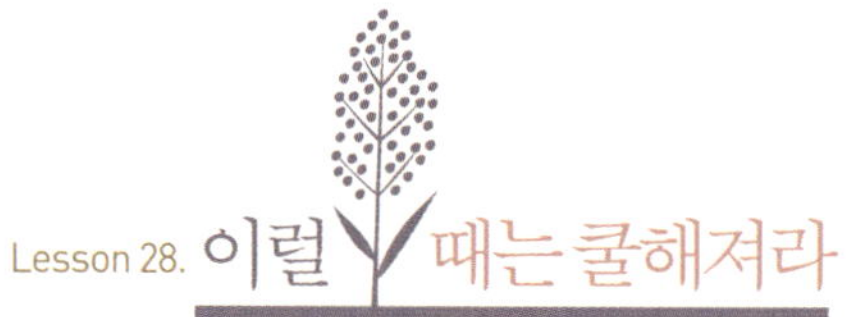

Lesson 28. 이럴 때는 쿨해져라

일상복귀의 입문 단계, 자신을 감추며 쿨한 척할 필요도 없지만, 때로는 쿨해져야 할 때도 있습니다. 그럼, 선배들이 강조하는 달라져야 하는 마음가짐에는 어떤 것들이 있는지 알아볼까요?

그녀는 늘 활기 넘치고 남의 이야기를 귀 담아 들을 줄 알고 앞에서 목소리를 높이기보다 뒤에서 토닥토닥 격려를 해주는 편입니다. 바로 유방암 선배 김정인 씨(2006년 진단) 이야기인데요. 정인 씨만의 또 다른 노하우는 다름 아닌 '때로는 암을 잊고 살자'입니다. 직원의 대다수가 남자인 건축 관련 일을 하면서 유방암 치료를 받아서인지, 다소 무덤덤한 시선들이 오히려 어려운 시기를 무심하게 털어버릴 수 있는 힘이 되었기 때문입니다.

"여자들은 패션에 관심이 많아서 가발 쓰고 가면 딱 알아보는데 남자들은 그렇지 않거든요. 항암 치료를 받을 때 가발 두 개를 번갈아 썼는데 아무도 알아보는 분이 없는 거예요. 하나는 짧고 또 하나는 조금 긴데도 그리고 주위에 암에 대한 언급을 할 만한 사람이 없으니까 저도 잊어버리고 생활할 수 있었던 것 같아요."

유방암을 겪는 내내 유방암만 들여다보는 여성들도 있습니다. 바람에 흔들리기만 해도 마음이 위태로워지는 후배들을 향해 멘도 이중순 씨는 잊어야 한다고 합니다.

"마음을 편하게 먹어야 해요. '나하고 안 맞으면 그만이지' 하고 털어버려야 해요."

정세현 씨도 유방암을 제대로 공부하기 위해서는 한걸음 물러서는 것이 중요하다고 강조합니다.

"저는 암에 대해 쓸데없이 떠도는 정보 말고, 병원에서 주는 정보나 환우 카페에 들어가서 단계적으로 치료 시기에 맞게 공부했어요. 너무 앞질러 알 필요도 없고, 내 앞에 주어진 것만큼만요. 암에 대해 너무 깊이 빠져서도 안 되지만, 그렇다고 너무 모르면 안 되니까 공부도 해야 하고요. 레벨의 눈금을 딱 중간에 맞춰야 돼요.”

선배들은 모두 알 필요도 없지만, 너무 몰두할 필요도 없다고 합니다. 물론 아는 것이 힘이 되지만 너무 유방암에만 몰입되어 산다면 출구가 보이지 않는 동굴에 스스로 갇히는 꼴이 되기 때문입니다. 가끔씩은 모르는 척 잊어가면서 중간중간 답답한 마음의 창을 활짝 열어 멀리 바라보는 것이 건강 성적과 치료의 성장을 높이는 결과를 얻을 수 있을 겁니다.

아직 일상에 뛰어들 준비가 충분하지 않은 채 그곳으로 돌아간 여성들은 유방암 이전의 모습으로 괜찮은 척 변함없이 자리해야 하는 것이 버겁기만 합니다.

“가족이 나를 환자 대접해주지 않는다고 서운하다면 자신이 했던 행동을 돌아보세요. 분명 어느 정도 내가 원인 제공을 했을 거예요. 저도 가족들이 맨날 도와주는데도 ‘됐다, 놔둬라’고 했더니, 어느 날 일하고 들어왔는데 다 큰 애들이 “엄마, 밥은요?” 하는데 갑자기 뚜껑이 확 열린 거예요. 그래서 “엄마, 환자잖아!” 소리쳤더니 왜 화를 내냐고 하더라고요. 곰곰이 생각해보니 바로 제가 식구들을 그렇게 만들었던 거예요. 그래서 살림을 도와준다고 할 때는 하는 모양이 미흡해 보여도 모른 척하셔야 돼요.”

때로는 무관심이 화목한 집안뿐만 아니라 원만한 사회생활을 위해서도 필요합니다. 도와주는 사람들하고만 일할 수 없고, 원하는 일만 할 수도 없기 때문에 특히 직장을 다니는 유방암 여성들은 자신의 일에 대해 적당히 무관심한 것이 좋습니다.

시댁과의 싸움이나 남편과의 갈등에서 무관심의 효과를 봤다는 박경선 씨도 있습니다.

"명절에 시어머니와 남편이 싸우는데 '이건 내 일이 아니야' 하면서 방으로 들어갔어요. 전에도 자주 보던 모습이지만 전과는 다른 내 행동에, 나 스스로 바뀌었다는 걸 느꼈어요. 스트레스를 안 받을 수 없는 상황이지만 그냥 웃으면서 신경 끊었어요. 그만하라고 하고 싶지만 무용지물인 걸 아니까, 내 기분만 상하니까 무리하게 끼어들지 않기로 했죠."

숯덩이처럼 까맣게 타버린 마음을 웃으며 다스릴 수 있게 될 때까지 그동안 그녀의 마음이 얼마나 힘들었을지 짐작할 수 있을 것 같습니다. 아픔을 딛고 단단해지면서 불필요한 감정의 소모도 내려놓을 수 있게 된 마음의 훈련은, 이제 가슴 아픈 이야기도 웃어넘길 수 있는 마음의 여유를 선사했습니다.

"마음이 제일 많이 비낀 것 같이요. 친구들이 '너 5년밖에 못 산다더라' 하는데, 제가 '그래? 5년이나 더 살아?'라며 되받아줬죠. 예전에는 누가 열나게 하면 두고두고 '그 자리에서 말을 되받아줬어야 됐는데.' 하면서 밤새 후회하던 스타일이었는데, 지금은 내가 살아야 되니까 '흥분하면 안 돼. 누구든지 도전해봐. 나는 받아줄 수 있어.' 이렇게 마음을 싹 바꿨어요. 마음을 바꾸니까 건강은 물론 삶을 대하는 태도도 달라지고 여러 가지로 도움이 돼요."

마음의 균형은 건강한 신체뿐만 아니라 마음 건강에도 긍정적인 효과를 제공합니다. 때로는 모든 것을 알려고 하기보다는 모르는 척 넘어가는 것도 마음이 흔들리지 않고 중용의 마음을 세우는 데 도움이 됩니다.

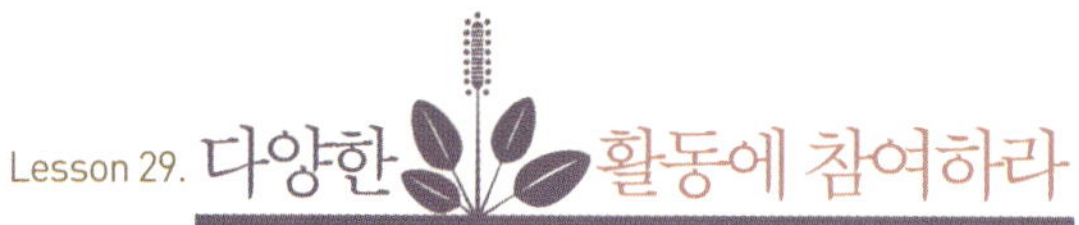

Lesson 29. 다양한 활동에 참여하라

유방암이라는 칸막이를 치고 스스로를 격리시킨 채 하루하루를 보내는 여성들이 있습니다. 그 방은 비좁고 외롭지만 보호받고 있는 아늑함에 안주해 쉽게 자리를 털고 나오지 못하는 그녀들. 상처가 두려워 숨고만 싶은 행동은 스스로를 너무 사랑하는 까닭일 겁니다.

하지만 이런 과정을 먼저 겪어본 선배들은, 스스로 갇혀 지내는 것은 유방암을 극복하는 데 방해가 되며 오히려 인생 낭비로 이어질 수 있다고 냉철하게 지적합니다. 따라서 지금 자꾸만 숨으려는 자신을 발견했다면, 무겁게 드리워진 유방암의 커튼을 걷어내고 창문을 열어 상쾌한 바람을 맞이하라고 말합니다. 이렇게 잘 살 수 있다는 것을 스스로에게 보여주는 시도를 하십시오. 선배들의 조언처럼, 마음의 빗장이 하나씩 걸릴 때마다 서둘러 자리를 박차고 일어나 한 걸음씩이라도 내딛는 노력이 필요합니다.

| 일단 씻고 준비하세요 |

늘어진 몸과 마음을 일으켜 밖으로 나오기까지 발목을 잡는 것이 한두 가지만은 아니지만, 특히 '무기력'이 가장 끈질긴 녀석입니다.

"아프고 나면 화장도 하기 싫고 씻는 것 자체도 귀찮아요."

집에 있는 시간보다 밖에 머무르는 때가 더 많을 정도로 활동적인 유방암 선배들도 밖에 나가기 싫고 아무것도 하고 싶지 않은 시기가 찾아온다고 합니다. 그럴 때 그녀들은 어떻게 자신을 다독거릴까요?

사람들과 만나 담소 나누기를 즐긴다는 유방암 1년차 송지연 씨는 밖에 나왔을 때의 기분을 상상해본다고 합니다.

"솔직히 나와야지 하면서도 늘어질 때가 있어요. 귀찮기도 하고. 그런데 밖에 나오면 '오니까 재미있구나', '해보길 잘했구나' 이런 생각을 하게 되니까, 그 즐거움을 생각하고 나오죠."

그래서일까, 다수의 유방암 선배들은 씻는 것이 바깥 활동을 격려하는 힘이 될 수도 있다고 전합니다.

유방암 4년 차 정세현 씨도 무기력이 찾아와 꼼짝달싹 못할 때는 초췌한 모습에 모자를 눌러쓰고라도 나갈 것을 적극 권했습니다.

"어디도 가기 싫을 때는 헬스장을 가요. 그렇게라도 조금 움직이고 씻으면 어디든 가고 싶거든요. 성격이 많이 바뀌었어요. 전에는 숨쉬기 운동만 하던 사람이 유방암을 겪은 후에 운동을 하면서 체력이 좀 좋아지니까, 활동도 늘어나더라고요. 예전에는 뭐 배우고 이런 걸 싫어했는데, 뭐라도 배우고 활동하려는 사람으로 변했어요."

활동하는 것이 몸에도 정신건강에도 좋다는 것을 알지만, 막상 움직이려니 귀찮고 아무것도 하고 싶지 않을 때도 있습니다. 그럴 때면 몸을 씻는 것만으로도 기분 전환이 되고 활동에도 도움이 될 수 있다고 합니다. 한없이 늘어져 꼼짝도 하기 싫다면 일단 세면대 앞까지 자신을 이끌어보세요. 씻고 난 후 거울에 비친 얼굴이 씻기 전의 자신과 확연히 달라져 있음을 발견하게 될 겁니다.

이는 바깥으로 나가기 위한 준비습관 중 하나입니다. 생각은 있지만 정작 몸은 잘 움직여지지 않는다면, 즐거운 바깥 활동을 상상하거나 씻어서 기분 전환을 하는 것처럼, 혹은 또 다른 자신만의 시작점을 만들어보세요.

| 자신에게 맞는 취미활동을 찾으세요 |

환경과 성향이 저마다 모두 다르지만 자신의 상황에서 잘 적응하고 있는 선배들에게는 공통점이 하나 있습니다. 대부분 '활동'을 하고 있고 즐기고 있다는 것입니다. 그 때문인지, 그녀들은 한결같이 '자신에게 맞는 취미활동'을 찾으라고 충고합니다.

우울증과 수면장애로 1년 동안 고생한 노은숙 씨는 유방암 후배들에게 다양한 시도를 해보라고 권합니다.

"자기한테 맞는 활동을 하는 게 참 좋은 것 같아요. 저는 성당에서 성가대 활동도 하고, 우연한 기회에 댄스도 시작했어요. 전혀 생각도 못해봤는데 제가 그걸 참 좋아하더라고요. 저의 새로운 면을 발견한 거죠. 다양한 경험을 시도해보고 자기한테 어떤 게 맞고 어떤 건 스트레스가 되는지 찾아서 즐기면 재미도 있지만 유방암 치료에도 좋을 것 같아요."

세월이 지나고 어른이 된 만큼, 새로운 적성 검사가 필요합니다. 잘한다고 좋은 것도 아니고 익숙하다고 괜찮은 게 아니라 못해도 즐길 수 있고 새로워도 자신의 취미가 될 만한 꾸준한 것을 찾는 것이 중요합니다.

안수임 씨는 여유롭지 않은 상황에서도 자신을 위한 투자는 아끼지 않습니다. 본인이 행복하지 않으면 주변도 행복할 수 없다는 새로운 삶의 의미를 깨달았기 때문입니다.

"기타 교실에 다닌 지 2년 정도 됐어요. 환우를 위한 미술 프로그램도 참여하는데, 자기를 표현하는 콜라주 작업을 할 때 선생님이 내 그림을 보면서 행복한 그림이라고, 그래서 이 그림을 그린 당신은 행복한 사람이라고 하시더군요. 즐길 수 있는 활동을 찾아 행복해지는 에너지를 얻고 있는 것 같아요."

좋아하는 일을 하면 행복해지고, 그 행복에서 얻는 에너지는 분명 회복에도 좋은 영향을 미칠 것입니다. 그리고 이제껏 몰랐던 자신의 다른 모습을 발견하고 즐기는 사이 어느덧 변화된 나의 모습이 어쩌면 전보다 더 반짝이는 보석이 되었다는 걸 느끼게 될 겁니다. 라인댄스와 사랑에 푹 빠진 정세현 씨도 취미생활 이야기를 할 때면 열정적인 눈빛을 빛내고 있었습니다.

"날씨가 안 좋아도 춤추러 가요. 남들은 춤바람 난 줄 알아요. 유방암을 겪기 전에는 걸어 다니는 것을 귀찮아하고 운동도 싫어했는데, 라인 댄스를 배우니까 너무 좋아요. 댄스라고 해도 어렵지 않은데다 무릎에도 좋고, 일단 음악을 들으니까 기분이 굉장히 업이 돼요. 춤추는 동안은 마치 내가 영화 주인공이 된 것 같아요."

그녀가 뒤늦게 발견한 취미인 라인댄스를 하면서 얻은 것은 새로운 것에 도전하는 자신감뿐만 아니라 사람을 통해 얻는 격려의 힘도 컸다고 합니다.

"댄스가 끝나고 또래 셋이 밥을 먹다가 저보다 세 살 어린 친구한 테 활동을 왜 이렇게 많이 하냐고 물었어요. 그 친구는 33세에 유방 암 3기 진단받고 5년 완치 판정을 받았는데, 새롭게 복원 수술을 받 으려고 뼈 검사를 하는 중에 전이가 발견되었대요. 지금도 골반에 뼈 주사를 맞는다고 하는데도 너무 밝아요. 그런 밝은 모습이 제게는 또 힘이 되는 거죠."

좋아하는 일을 찾아 내가 행복해진다면, 분명 나를 사랑하는 그 누 군가도 행복해질 겁니다.

취미 생활을 하기 위해 꼭 밖으로 나가 떠들썩하게 할 필요는 없습

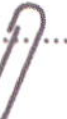

• Medical Tip •

지방자치단체에서 시행하는 관청 내 무료 교육 프로그램과 병원 내 프로그램, 저렴하게 국비로 지원되는 직업고용센터 등을 통해 다양한 기회를 잡아 보세요.

무지개색깔을 지닌 그녀들

"유방암을 진단 받은 지 4년이 되었습니다. 아픔과 고통 속에서 눈물의 세월도 보냈지만, 이제는 새롭게 삶을 살아가는 시간들이 즐겁습니다. 나를 돌아보는 시간도 많아지고, 나 만을 위해 맛있는 것도 먹을 줄 알게 되었습니다. 전에는 못 그랬지요. 잃어버린 한쪽 가 슴이 억울해서 작년부터 색소폰을 배우기 시작했어요. 지금은 아주 잘 불게 되어서 교회 예배시간에 성가대에서 색소폰 연주를 한답니다.

　　　　　　　　　　　　　　　　　　　　　　　　－ 온라인 모임 글 중에서

"처음에는 거의 집에서 하루 종일 보냈어요. 뭔가 계기가 필요할 것 같고 배우고도 싶어 서 월, 수요일에는 동네에 있는 영어카페에 원어민 영어 강좌 들으러 외출해요."

　　　　　　　　　　　　　　　　　　　－ 박은채 씨(32세, 2011년 10월 진단)

"제가 좋아하고 즐기고 하고 싶은 일을 찾아서 해요. 일 년 정도 장구랑 난타를 배웠는데 어깨 힘도 길러주고 사람도 많이 만날 수 있어서 좋고, 대화도 하면서 즐겨요."

　　　　　　　　　　　　　　　　　　　－ 이연정 씨(46세, 2009년 11월 진단)

니다. 조용한 활동이 더 좋다면 마음이 이끌리는 대로 따라봐도 좋습
니다. 책과 음악으로 마음의 평화를 되찾은 박이수 씨처럼 말입니다.

"딸이 준 《카네기 행복론》을 읽으면서 공감하는 부분도 많고 긍정
적인 방향으로 전환도 되면서 도움을 많이 받았죠. 제가 음악을 별로
안 좋아했는데 음악감상도 새롭게 찾은 취미가 됐어요. 남편과 휴식
계획표에 음악감상을 30분 넣었거든요. 그 시간을 즐기면서부터는
신기하게도 잡생각을 안 하게 됐어요. 움직이는 것도 좋지만 저는 정
적인 휴식도 좋아요."

사실 유방암 선배들이 취미를 가지는 큰 이유에는 '시간 보내기'
의 이유도 큽니다. 완치를 기다리면서 보내야 할 5년 또는 그 이상의
시간…. 그녀들의 목표는 시간이 빨리 흘러가는 것입니다. 어차피 보
내야 하는 이 시간을 현명하게 활용해서 이전보다 더 자신을 사랑할
줄 아는 내적 성장과 건강함을 단련한다면 더 좋을 테지요.

인터뷰가 시작되면서 생각보다 많은 유방암 선배들이 '봉사' 활동
을 하고 있으며, 다수가 앞으로도 봉사하며 살고 싶다는 희망을 밝히
기도 했습니다. 자신을 돌봄으로써 타인의 소중함도 깨닫고, 그러한
과정이 결국 자신을 사랑하는 또 다른 방법의 하나임을 이해했기 때
문입니다.

"개인적인 성향이 강해서 주변에 벽을 쌓고 지냈는데, 이제는 내가
받았던 것들을 베풀고 싶어요. 예전에는 뭔가를 받는 것도 빚 같았는
데, 아프고 나서는 순수하게 받는 법을 배웠어요. 그렇게 내가 받은

 유쾌한 그녀들이 돌아왔다

것도 나눠주고 여력이 생기면 가진 것도 나누고 싶어요."

유방암 4년차인 이재현 씨는 아픔을 통해 세상에 나누는 마음을 배웠습니다.

취미나 자격증을 활용해 작은 봉사를 하는 선배들도 있습니다. 처녀 시절 배웠던 기타를 다시 접하며 잊고 있던 즐거움을 되찾은 안수임 씨는 여러 곳에서 무료 공연을 하고 있고, 유기농 관리사 자격증을 취득한 정세현 씨도 무료로 관련 업무를 진행해주고 있었습니다. 그중에는 유방암 이전부터 해오던 봉사활동을 꾸준히 계속하며 상실감을 회복하고 있는 박은채 씨도 있습니다.

"주말마다 시골에 내려가서 교회 주일학교에서 봉사를 해요. 동생은 서울에서 하라고 하지만, 시골은 사람이 너무 적어서 아이들을 가르칠 사람이 없거든요. 항암 치료를 받고 머리가 짧은 상태에서 갔더니 애들이 놀리는 거예요. 물론 상처받을 수도 있지만, 꿋꿋하게 계속 나갔어요. 나중에 제가 가르치는 학생 할아버님이 먼 곳에서 귀한 약재를 구해다주시기도 했고, 다들 마음을 보태주고 기도들을 많이 해주셔서 고마웠어요."

누가 알아주길 바라고 하는 것도 아니지만, 사람들과의 교감에서 봉사보다 더 큰 걸 얻어온다고 합니다.

그런가 하면, 유방암 이후 본격적으로 '봉사'의 마음을 안고 살아가는 이선규 씨(52세)도 있습니다. 15년간 서비스센터에서 근무하다가 유방암 진단 후 사회복지사 자격증을 취득하여 요양센터를 운영하게 된 삶의 변화는, 봉사의 마음으로부터 시작되었습니다.

"굉장히 힘들었어요. 스스로 살려고 애착도 강해서 고통스러웠는데, 누군가를 도와야겠다는 생각이 들면서 극복할 수 있었어요. 나보다 더 애절한 사람도 있고, 연약한 사람이 있구나, 그렇게 긍정적인 마인드로 바뀌면서 다른 사람을 돕는 삶을 택했어요."

그녀를 바라보고 의지하는 사람들. 때로는 그들의 눈빛에 지치기도 하지만 살아가는 힘을 얻는 순간이 더 많습니다.

사실 나 하나 다독일 기운도 없는데 다른 사람을 도울 여력을 어떻게 낼 수 있는지, 선배들이 참 대단해 보입니다. 체력도 정신력도 부족하기만 한 상태라면, 너무 거리가 먼 이야기처럼 들릴 수도 있을 테고요. 그러나 누군가를 돕는 것은 하고자 하는 마음만 있다면, 작은 시간만으로도 실천할 수 있습니다.

30대의 박은채 씨는 힘들었던 치료 시기에도 남을 돕는 데 제약이 없었다고 합니다. 서로의 존재만으로 그 시기에는 안심이 되고, 위안이 되었기 때문입니다.

"치료를 받을 때 유방암 환우 인터넷 모임에 가서 솔직하게 항암일지를 썼어요. 거기 매일 가서 글을 쓰는데 모르는 사람도 공감을 같이 해줄 수 있고, 가족 외에 타인이 느끼는 나에 대한 생각이나 배려도 공유할 수 있으니까 온라인 활동을 하는 것도 좋은 것 같아요."

자신의 경험과 고통의 시간 속에서 힘겹게 건져 올린 삶의 지혜를 전해주는 유방암 선배 멘토들의 소중한 이야기는 유방암이라는 충격에서 아직 혼란스러워하는 후배들에게 큰 위안과 도움이 됩니다.

유방암 관련 기관 및 병원들에서 열리는 유방암 선배 환우와의 모임에 직접 참여해 치료와 일상에서의 주의점과 조언을 나누는 봉사도 할 수 있습니다. 누구보다 밝고 건강하게 지내는 유방암 선배들은

유쾌한 그녀들이 돌아왔다

존재만으로도 후배들에게 힘이 되고 있으며, 그들에게도 자신을 다시 돌아보고 정리하는 시간이 되기도 하니까요.

"증상에 대해 겪은 이야기를 해주면서 저 역시 마음이 조금 가라앉아요. 어디다 물어볼 수도 없고 모르는 게 많은데 여기서는 포용할 수 있고, 또 우리도 현재진행형이잖아요."

지나고 보니 어느새 5년, 제법 잘 걸어와준 자신이 기특하고 뭔가 보람된 일을 하고 싶어 멘토로 지원하게 되었다는 김정인 씨의 이야기입니다.

유방암의 지혜를 나누고 행복을 위해 조언하는 멘토의 길을 통해 선후배 모두에게 공감과 치유의 시간이 되고 있습니다. 이처럼 누군가와 나누고 베푸는 일은, 어느덧 스스로 즐겁고 풍성하게 채워지는 마음으로 다시 돌아옵니다. 더불어 살아가는 삶이라는 본질적인 삶의 자세에 다시 서게 되고, 그렇게 서로에게 힘이 되어주다보면 어느덧 존경스럽던 선배들의 모습과 꽤나 닮아 있는 자신을 발견하게 될 것입니다.

Lesson 30. 종교에서도 삶의 의미를 찾을 수 있다

마음의 에너지가 때로는 큰 힘을 발휘하듯, 종교적 신념이 건강한 일상 회복에 도움이 될 수도 있습니다.

2009년 미국 서부 펜실베니아 앨리게니 보건시스템의 대표인 랜

디 허버트(Randy Hebert) 박사는 198명의 조기 유방암 환자들과 86명의 말기 유방암 환자들을 대상으로 종교적 신념이 암환자의 정신건강에 미치는 영향에 대한 연구를 했습니다. 그 결과, 암에 걸렸을 때 종교적 신념을 가진 사람들이 더 긍정적인 생활을 하는 것으로 나타났습니다. 특히 암 선고를 계기로 종교에 대해 환멸을 느낀 사람들은 긍정적인 종교관을 가진 환자들보다 우울증이 더 많이 나타나고, 전반적인 삶의 만족도가 낮았다고 합니다.

또한 종교를 가진 사람이 더 자신의 생활에 만족하고 긍정적인 태도를 보인다고 합니다. 이는 종교가 개인적인 이해관계를 초월하게 하여 소외감을 줄이고 서로 격려하는 분위기를 이끌기 때문에 행복을 증진시킬 수 있다고 보는 것입니다.

"진단 받은 그날부터 쭉쭉 달리던 내 앞길이 딱 막혔구나 해서 너무 허무한 거예요. 치료 시작하는 한 달 동안 우울했는데, 종교로 극복했어요. '열심히 달려와서 이제 쉬어야 하나보다.' 생각하니까 좀 나아졌고, 아프면서 종교를 갖고 있길 잘했다는 것을 느꼈죠."

"저는 종교가 굉장히 도움이 되었어요. 재발만 생각하면 스트레스도 받고, 언니의 죽음으로 인한 충격이 심해서 더 겁나고 걱정하게 됐어요. 검사 때는 잠도 잘 안 오고 심장도 마구 뛰는데, 그럴 때마다 하나님이 저를 살려주셨으니까 앞으로의 인생도 지켜봐주실 거라고 생각해요. 지금 제가 할 일은 열심히 사는 것, 먹고 운동하며 자기관리를 철저히 하는 거랍니다. 아무리 힘든 일도 견딜 수 있는 힘을 주실 거라고 생각하니까 별로 두렵지 않더라고요."

봉사를 통해 새로운 삶의 의미를 찾은 박은채 씨와 3년 전에 위암

 유쾌한 그녀들이 돌아왔다

으로 언니를 먼저 보내야 했던 아픔 때문에 재발에 대한 두려움이 크다는 이연정 씨도 종교에 의지하면서 현재의 삶에 대해 긍정적으로 받아들이고 있습니다.

"신부님께서 강의 중에 감정, 마음을 잘 다스려야만 몸이 좋아진다고 하셨어요. 그래서 고해성사를 하면서 마음에 있는 걸 다 꺼내놓고 가슴에 쌓인 거 다 풀었거든요. 일주일 동안 그렇게 했는데 마음을 다스리면 살 수 있다는 말이 그제야 다가오더군요."

시어머니와 남편의 싸움도 거리를 유지하고 자신의 스트레스를 관리할 수 있을 정도로 마음의 여유를 찾았다는 박경선 씨도 그 비결은 종교에 있었다고 전합니다. 황진희 씨도 후배 환우들에게 종교를 가져보라고 말합니다. 유방암의 고개를 넘기 위해서는 긍정적으로 마음을 유지하는 것이 가장 중요한데, 새롭게 얻은 신앙은 인생에 있어 또 다른 세상을 볼 수 있게 한다고 합니다.

물론 종교를 가지고 있지 않아도 행복한 모습으로 적응하고 있는 선배들도 많습니다. 또 어떤 이는 유방암으로 인해 종교에 대해 큰 의미가 없어졌다고 토로하기도 합니다. 그럼에도 불구하고 대다수의 유방암 경험자들은 행복하고 의미 있는 삶을 되찾는데 종교나 영적인 부분이 도움이 되었다고 말합니다.

"종교는 행복하려고 갖는 거라고 생각해요. 저도 절에 가면 마음이 편안하거든요. 그래서 시간 날 때마다 한 바퀴 휘 돌고 와요."

양규원 씨는 종교로 믿는 것은 아니지만, 마음을 편히 가지는 데 불교가 도움이 된다고 합니다.

물론 어쩌면 종교 활동보다도 영적인 내면을 채우는 것이 더 큰 도움이 될 수도 있습니다. 또 어떤 특정 종교를 추천하는 것도, 신의 존재에 대해 굳이 판단하라는 것도 아닙니다. 그저 지금 간절히 원하는 그 무언가를, 마음 깊은 곳에 숨겨두었던 진솔한 삶의 바람을 한번 입 밖에 꺼내보세요. 긍정적인 생각과 간절한 믿음이 만나 입 밖으로 내보이는 것만으로도 위로가 될 수 있습니다.

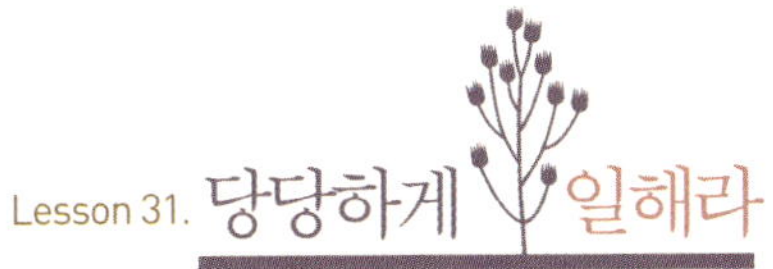

Lesson 31. 당당하게 일해라

자신의 일을 중요하게 생각하는 선배들은 일이 인생에서 선택이 아니라 필수라고 믿습니다. 그녀들이 일하고 싶은 가장 큰 이유는 살아 있다는 '존재감' 때문입니다.

2011년 10월 유방암 진단을 받은 이윤주 씨에게 일은 삶의 한 이유로 늘 곁에 있었습니다.

"사람마다 차이는 있겠지만 저는 움직이지 않으면 더 아프니까 차라리 움직이는 게 나았어요. 직장에서도 환자처럼 보이는 게 싫고 괜히 동료들한테 눈치 보일까봐 집에 가서 아파 눕는 한이 있어도 더 열심히 일했어요. 식구들은 쉬라고 하지만 자는 시간 빼면 집보다 더 많은 시간을 보내는 곳이다보니, 내 존재를 확인할 수 있는 일을 놓고 싶지 않더라고요."

저마다 일의 의미는 다르게 규정하겠지만, 일을 통해 우리의 일상은 풍요로워지고 더 가치 있는 보람과 행복으로 이어지곤 합니다. 선

 유쾌한 그녀들이 돌아왔다

배들 역시 행복의 조건으로 일에서 의미를 찾고 있습니다.

| 복귀 시기와 업무 능력을 고려하세요 |

일을 계속하고 싶은 그녀들에게는 유방암이라는 타이틀을 안고 어떻게 그 자리를 지킬 것인가는 큰 문제로 다가옵니다. 유방암을 극복하고 본래의 자리인 간호사로 돌아간 김지수 씨도 직장에 복귀하기까지 고민을 많이 했다고 합니다.

"수술하고 일 년 쉬었거든요. 그런데 휴직 전 근무했던 보직이 없어지고 일반 간호사로 복직을 해야 하는 거예요. 직장에 대해 어디다 고민을 털어놓을 데가 없었지요. 다행히 복귀할 때 회사에서 어느 정도 일할 수 있겠는지 물어봐주셨어요. 그래서 병동에서 몸을 많이 쓰는 일은 힘들 것 같다고 했더니 사무직으로 보내주신다고 하셨어요. 정말 감사했어요. 사실 외래에서 일해도 하루 종일 서 있으니까 무릎이 아프잖아요. 그래도 유방암으로 떠났다가 일 년을 쉬고 오는 직원한테 일할 수 있는 범위를 본인에게 물어보고 가능한 곳에 배치를 해주니 그 자체가 도움이 많이 됐지요."

이처럼 복귀의 시기가 왔을 때 상사와 상의하거나 자기의 능력에 대해 객관적인 평가를 하는 일은 매우 중요합니다. 휴직 기간이나 부재의 기간이 업무를 처리하는 데 있어 큰 차이를 만들 수도 있기 때문입니다.

만약 직장으로 복귀하는 적절한 시기와 업무 조정에 성공한다면 선배들은 일이 오히려 유방암 극복에 도움이 된다고 강조합니다.

공황장애로 인해 바깥과 철저히 분리되어 살아왔던 김은아 씨

복귀의 시기

유방암 치료가 끝나면 일과 현재 나의 삶을 어떻게 맞추어나갈지 고민해보고, 이러한 과정이 나의 직업에 어떠한 영향을 끼쳤고 또 앞으로 어떤 영향을 끼치게 될지 숙고해봐야 합니다. 때로는 일에 대해 전혀 다른 시각을 가질 수 있으며, 새로운 결단을 내려야 하는 준비 과정이 필요할 수도 있습니다.

예컨대 업무 수행에 대한 업무량 조절 또는 중단해야 할 경우 휴직과 복귀의 시기에 대해 심사숙고할 필요가 있습니다. 특히 복귀 시기는 육체적 건강과 감정적인 상태를 객관적으로 평가하고 업무의 한계에 대해 상세히 파악하고 결정해야 합니다. 그리고 자신이 처리해야 할 일과 이용할 수 있는 자원에 대해 충분히 고려해보는 것도 필요합니다.

(2009년 진단)도 그랬습니다. 직업을 찾는 과정은 생계 유지를 위한 수단 그 이상이었습니다.

"공황장애로 인해 밖에 못 나갔었거든요. 그런데 일을 구하기 위해 버스도 타고 전철도 타야 되니까 아픈 걸 자꾸 잊어버려서 호전이 되더라고요. 그래서 다시 시작한 게 원래 하고 있던 화장품 프로모터인데 자유롭게 할 수 있어서 좋아요. 사람들도 만나고 재미있어요."

일이 단순히 돈을 벌기 위한 수단을 떠나 살기 위한 의욕을 되찾는 삶의 가치로 다가왔던 것입니다. 공황장애까지 진단받았던 그녀이기에 일이 힘들지 않냐고 물었습니다. 그러자 김은아 씨는 이렇게 말을 이었습니다.

"당연히 피곤하지만, 나에게는 보약처럼 느껴지는 피곤이라 오히려 괜찮아요. 그리고 중노동이나 힘든 일은 아니에요. 때문에 오히려 좋아하는 일에 대한 만족감이 많이 생겨요."

일이 삶에서 매우 중요한 부분을 차지하고, 때로는 인생의 또 다른 목표가 될 수도 있습니다. 직장을 병행하는 다수의 유방암 여성들은 경제활동의 이유만큼 자아를 성취할 수 있는 기회이므로, 성급하게 직장을 그만두기에 앞서 개인적인 성장과 심리적인 보상에 대해서도 간과하지 않아야 한다고 제안합니다.

그렇지만 무엇보다 중요한 것은 휴직해서 복귀를 하든 퇴사나 다른 일을 하든 일 중심에서 '자신'을 중심으로 인생을 설계해야 한다는 것입니다. 좋아하는 일만 하면

표 5. 업무 조정을 위해 알아두어야 할 치료 일정

치료 및 일정	통/입원	치료 기간	조정 사항
수술	입원	7~10일 정도	수술과 수술 후 회복 기간 약 2주 동안 병가 가능 여부
항암 치료	통원	한 달에 1~2회 (4~6개월 소요)	치료 기간 약 6개월 동안 휴가/ 주사 맞는 날 월차 가능 여부
방사선 치료	통원 (각 30분)	주5일 (약 45일 정도 소요)	점심시간 이나 퇴근 시간 등 업무 시간 조정 가능 여부
항호르몬 치료	통원 (6개월 간격)	매일 식후 1~2회 약 복용 (5~10년 소요)	일상적인 업무 가능

직장 복귀, 몸에 나쁜 영향을 미치진 않나요?

직장에 복귀하는 것이 암을 재발하는 데 영향을 미치지 않을지 걱정하는 여성들이 많습니다. 물론 충분히 회복되지 않은 상태에서 과중한 업무와 스트레스가 있는 직장으로 돌아간다면 빨리 지치고 피곤해져 매우 힘들어질 것입니다. 하지만 유해한 환경에서 일하는 경우가 아니라면 직장 복귀는 오히려 정서적인 안정을 줄 수 있습니다. 오래 다니던 직장을 갑자기 그만두면 더 이상 가정과 사회에 도움이 될 수 없다는 생각에 극심한 스트레스를 받고 오히려 우울해지기도 합니다. 그렇다고 스트레스가 전혀 없는 상황에서 살아간다면, 긴장은 없겠지만 도전도 없고, 흥미도 없고, 발전도 없는 무미건조한 삶이 될 수 있습니다.

사람들은 자극이 없고 안락한 상황에서 예상과 달리 큰 스트레스를 경험하는 것으로 나타났습니다. 결국 우리가 감당할 만한 정도의 스트레스는 인생의 자극제가 되어 신체적으로나 정신적으로 좋은 영향을 미칠 수 있다는 것입니다. 물론 본인의 신체 상태에 따라 점차 일을 늘려가야 한다는 것을 잊어서는 안 됩니다.

서 살기에도 짧은 인생이므로 이제부터라도 후회 없는 삶을 살아나가도록 자신을 아껴주세요.

| 균형과 조율이 필요해요 |

최근 연구 결과에 따르면, 의료 기술이 발달하면서 생존율이 증가하여 암(癌)도 만성질환으로 바뀌어가고 있지만, 일반인들의 머릿속엔 여전히 암이 두려운 질병으로 남아 있는 것으로 나타났다고 합니다. 2009년 일반인 1,011명을 대상으로 진행한 한 설문조사에 따르면, 응답자의 71.8%가 '암환자는 사회에 큰 기여를 할 수 없다.'고 답했으며, 암 치료 후에도 남들처럼 사회활동을 할 수 없을 것이라고

답한 사람도 42.6%나 됐습니다. 뿐만 아니라 42.3%의 응답자가 '나에게 직접적인 해를 끼치지 않더라도 암환자와 함께 있는 것이 부담스럽다.'고 대답해 암환자가 암 자체보다 주변 사람에 의해 상처받는 경우가 많고, 그로 인해 정신적 스트레스가 심각할 수 있음을 엿볼 수 있었습니다.

따라서 여러 가지 고민 끝에 직장생활에 다시 복귀한다고 해도 유방암이라는 멍에는 늘 내 주위를 맴돌 수 있음을 잊어서는 안 됩니다. 직장 동료들의 배려로 잘 적응하고 있다는 황진희 씨 역시 고충을 안고 있다고 토로합니다.

"배려해주시지만 최대한 직장에서 무리하지 않기 위해 노력해요. 전보다 자주 피곤함을 느끼고 수술한 쪽 팔이 차갑고 저린 느낌이 있을 때는 겁이 나죠. 일에 지장을 줄 정도가 아니면 야근은 거의 하지 않고, 승진 같은 욕심은 버리고 건강이 먼저라는 생각에 몸을 챙기고 있어요. 다행히 이런 저를 동료들이 부담스런 시선으로 보지 않아서 너무 고마워요"

어쩔 수 없이 스트레스와 피로에 노출되기 쉬운 직장에서는 건강을 관리하기가 조심스러운 것이 그녀들의 입장입니다.

3년째 유방암과 동행하고 있는 이해랑 씨는 동료들과의 관계와 스스로의 건강 지키기 사이에서 균형 잡기도 만만치 않은 어려움이라고 말합니다.

"배려해주시는 게 오히려 부담스러울 때가 있어요. 식사 자리에서는 저 때문에 메뉴를 바꿔야 하는 경우도 생기고요. 하지만 계속 봐주는 것도 불편해서 지금은 그냥 괜찮다고 해버리죠. 그러다보니 식이조절을 못해 도시락을 싸봤어요. 그런데 혼자 먹어야 되니까 부담스럽고 다른 분들도 신경을 많이 써서서 한두 번 정도 하고 흐지부지되었죠.”

직장인 3년 차인 그녀는 경제적 이유와 앞으로의 치료를 위해서도 일을 그만둘 수 없었습니다. 진단 당시 보험도 안 들어 있었고 자신의 치료비는 스스로 해결해야 하는 상황에서 얼마 전 뼈에 전이가 되어 추가적인 치료를 받아야 하기 때문입니다. 그래서 더욱 일이 절실했던 그녀였지만, 인터뷰 내내 목소리는 초연했습니다. 힘든 상황에서도 의연하게 극복할 수 있었던 그녀만의 노하우는 생각보다 단순했습니다.

“그냥 인정을 했어요. 내가 할 수 없다는 걸 인정하고 새벽까지 일해야 하는 상황이 왔을 때 못하겠다고 말해야겠다고 마음먹었어요. 그런데 실제 상황이 되니까 그 말을 바로 못하겠더라고요. 다른 분들이 ‘쉬어야 되지 않겠어요?’ 물으면 겨우 ‘네, 알겠습니다’ 이러고 바로 나와요. 예전 같으면 ‘괜찮습니다. 할 수 있어요’라고 대답했을 텐데 말이에요. 이제 제 한계를 인정하고, 할 수 없는 것은 못하겠다고 해요. 대신 부끄럽다는 생각이 들어서 공부를 하려고 하죠. 스스로 믿을 수 있는 나만의 능력을 키워서 프로가 돼야 하니까요.”

‘할 수 없다’고 인정하는 법을 배우기 시작한 이해랑 씨. 1년을 휴직하고 다시 돌아간 일터에서 가장 먼저 그녀를 괴롭힌 생각은 뒤처진 느낌이었습니다. 그러나 역시 동기들과 차이가 있다고 인정하면서 편해지는 자신을 발견하게 되었다고 합니다. 하고 싶은 일을 놓지 않으면서도 건강도 잃지 않기 위해서는 보다 유연한 대처와 현명한

     유쾌한 그녀들이 돌아왔다

선택이 필요합니다.

　이렇다보니 선배들은 직장에 복귀할 때 동료들과의 관계에서 유방암에 걸렸다는 사실을 '누구에게 얼마나, 어떻게 알려야 할 것인가.'라는 고민을 가장 먼저 하게 된다고 공통적으로 말합니다. 유방암에 대한 오해와 편견이 나의 능력과는 다른 시선으로 평가될 수 있고, 이런 걱정 때문에 사회생활에 걸림돌이 되어 관계가 어려워질 수 있기 때문입니다.

　사실 누구나 직장생활을 같이하는 동료들과의 관계에서 고민을 안고 살아가지만 그러므로 자칫 모든 일을 유방암과 연결지어 확대 해석을 해서는 안 됩니다.

　동료들의 배려를 긍정적으로 생각하고 솔직하게 도움을 요청한다면 오히려 원만하게 직장생활을 할 수 있다고 말하는 유방암 선배도 있습니다. 초등학교 교사로 재직 중인 안수임 씨의 이야기입니다.

　"직장에서 동료들이 제가 일 못하게 하고 자신들이 일을 더 해주는데 저는 부담 안 가져요. 외려 '5년 동안은 나 관리하는 데 신경 쓸 테니까 도와줘.'라고 말해버려요. 외부에서도 스트레스가 오긴 하지만, 그래도 주변에서 많이 배려해주니까 고맙죠."

　평상시에도 유쾌한 웃음을 가진 그녀는 사람들에게 긍정적인 에너지를 주며, 즐거운 마음으로 지내는 것이 그들과 상처받지 않고 잘 어울리는 비법이라고 말합니다.

　2007년 유방암을 진단 받은 후 꾸준히 직장생활을 하고 있는 황진희 씨 역시 유방암을 계기로 상사와 동료들의 도움이 매우 중요하다는 것을 되었습니다.

"처음에 상사에게 유방암이라는 사실을 알렸을 때 놀라셨지만, 이후에 많이 배려해주셨어요. 직장 다니는 중에 수술을 했고, 항암 치료를 받으면서도 따로 병가를 내거나 휴직하지는 않았어요. 모두 상사와 동료들의 배려 덕분이죠. 회식 때도 술을 많이 권하는 문화가 아니어서 부담이 없었고, 식사 자리에서도 처음 몇 번은 어색했지만 지금은 원래 그런 사람이라고 생각해주어서 아무렇지도 않아요. 그래서인지 전에는 바쁜 업무와 실적 때문에 스트레스를 많이 받았었는데, 지금은 건강을 해칠 정도로 일을 하지 않아요. 잘해야겠다는 욕심을 버리고 무난하게 직장을 다닐 수 있다면 오히려 우울한 마음도 극복할 수 있고 치료 기간도 잘 버틸 수 있다고 생각합니다."

암을 겪은 사람들이 증가하면서 동료들이 먼저 배려해주고 당연하게 수용해주는 직장 문화가 앞으로 더욱 정착된다면 좋겠습니다. 현재 그리고 앞으로 암을 겪어내는 여성들 모두 당당하게 자신의 일을 즐길 수 있기를 바랍니다.

직장에서의 배려를 요청하기에 앞서 물론 유방암을 안은 여성들도 먼저 자신의 아픈 부분을 드러내고 마음을 열 준비가 되어야 하겠습니다. 상처를 감추기만 하다가는 일도 무리하고 건강도 해칠 수 있습니다. 소중한 일을 잘 해나가고 싶다면 그만큼 사람들과의 관계도 잘 조율하며 지켜가야만 할 것입니다.

일하고 싶어요

매일 반복되는 일상 속에 갑자기 찾아든 장기간의 휴식, 주어진 일정과 업무를 할 수 없다는 무료함과 불안함이 어떤 여성에게는 견디기 힘든 시간이 됩니다. 유방암 3년 차 이윤주 씨는 일을 계속하고 싶다는 강한 의지를 보입니다.

"사람들은 암환자는 능력이 있어도 아파서 일을 못할 거라고 생각해요. 하지만 저는 피할 수 있는 건 피하고, 할 수 있는 것은 컨트롤하면서 쓰러지지 않는 한 일하고 싶어요."

전업주부로 지내왔던 여성들도 암을 겪고나면 새로운 일에 도전하고 싶어 하기도 합니다. 20년 가까이 전업주부였던 채민경 씨는 유방암을 겪으면서 경제적으로 독립하고 싶은 마음이 생겼습니다.

"남편이 얼마를 벌든 결국 내 돈이 아니라는 생각이 들어요. 하다 못해 남편이 '왜 이거 샀어?' 한마디에도 자존심 상하는데, 사실 애 키운 것 생각하면 제가 더 많이 번거거든요."

경제적 서러움에 스스로 벌어서 마음 편히 써보고 싶고, 일을 하다 보면 시간도 훨씬 빨리 지나가지 않을까 싶어 일자리를 구해봤지만 현실은 녹록치 않았습니다.

"제약이 많잖아요. 체력도 안 되고 무거운 것도 못 드니까 서빙도 못하고 파트타임으로 4시간 정도 쉬운 걸로 하려는데, 팔도 제약이 많고 봉사도 몸을 써야 하는 일은 힘들어요."

학원 강사로 다시 출발하는 32세 박은채 씨는 활발히 활동할 나이에 유방암을 맞이하면서 새로운 일을 찾아야 된다는 부담이 더욱 컸다고 전합니다.

"집에 누워 있으니 더 환자 같아서 일을 해야겠다 싶었죠. 일을 하면 환자라는 것을 잊어버리니까 잘 견딜 수 있을 것 같았어요. 사실, 직장 복귀를 하려고 해도 원래 하던 일을 꺼려하는 경우가 많아요.

그 일 때문에 스트레스를 받아서 유방암이 걸린 건 아닐까 하는 생각이 들어서요. 지금은 월급은 적지만 육체적으로 힘들지 않고 스트레스를 거의 안 받는 곳을 선택했죠.”

천천히 익숙해지기로 다짐하고 단기적인 일을 먼저 찾았지만, 재발에 대한 우려를 내려놓기는 힘들었다는 박은채 씨. 일로 인한 스트레스는 물론, 일을 하면서 안 좋은 영향이라도 받으면 재발로 이어질까봐 두려운 그녀들의 선택은 항상 조심스럽기만 합니다.

그러나 이미 사회 곳곳에서 ‘암’을 동반했던 사람들과 같이 일을 하고 있으며, 충분히 잘 해내고 있는 암 경험자들이 많습니다. 지금까지 암의 ‘치료’에만 집중하고 있었다면 이후 ‘잘 사는 암’에 대해서도 생각해봐야 할 것입니다. 암 생존자들의 일상 복귀 시 어려움에 대한 이해를 바탕으로 그들에 대한 법적인 보호가 필요함을 몸소 깨달아가면서, 함께 나누며 교감하는 ‘암, 그 후의 행복한 인생’을 만들어가길 소망합니다.

Memo

직장 복귀 시 참고 사항

1. 암 때문에 나타나는 부작용이나 피로 증상을 어떻게 관리해야 하는지 건강을 관리하는 전문가 집단과 함께 논의해봅니다.
2. 이러한 증상이 작업 수행 능력에 어느 정도 영향을 미칠 수 있는지 미리 알아둡니다.
3. 스스로 해결할 것인지, 동료에게 도움을 요청할 것인지 신중하게 생각한 뒤, 도움을 요청할 사람에게 부탁할 수 있는 환경도 고려합니다.
4. 전문가에게 직업 환경을 충분히 설명하여, 건강관리와 작업 수행을 효과적으로 할 수 있는 방법에 대해 함께 강구합니다.
5. 지속적으로 유지해야 하는 치료 과정이 작업 수행에 어떤 영향을 미칠 수 있는지 충분히 고려합니다.
6. 작업 스케줄을 융통성 있게 조정할 수 있는지 고려하여 치료 일정 및 추후 관리를 조절합니다.

이것이 궁금해요

Q. 직장에 복귀하거나 취업하게 될 경우, 암 진단에 대해 고용주에게 말해야 하나요?

A. 미국의 예를 들어보면 법적으로 고용주가 의학적 과거력에 대해 물어볼 수 없으며, 고용주로부터 의학적 정보와 과거력을 공개하도록 요구받을 수도 없습니다. 그러나 암 병력에 대해 알리지 않는다면 그에 따른 배려와 협의를 받지 못하는 것에 대해서 본인 스스로 책임지는 방식으로 운영되고 있습니다. 암 병력에 대해 모르는 고용주에게 의무를 전가할 수 없기 때문입니다.

안타깝게도 우리나라에서는 아직 암환자에 대한 고용법이 마련되어 있지 않은 실정입니다만, 먼저 암 병력에 대해 고용주에게 알리고, 필요한 경우 도움을 요청할 것을 추천합니다. 병원 진료 예약과 검사에 대한 시간이 필요할 때, 업무상의 어려움이 있을 때, 동료와의 문제 등을 해결할 때 도움을 받을 수 있을 것입니다.

실례로 어떤 회사에서는 복리후생과에 보건관리자가 있어 병력이 있는 직원은 보호 차원에서 관리를 받습니다. 필요 시 면담 요청이 가능하며 업무 조정이 필요한 경우 해당 관리자를 만나 조율을 해주는 경우도 있다고 합니다. 그러나 당사자 본인이 원하는 경우에만 진행하는 것이 원칙이어서 적극적으로 연락하고 도움을 받는 사람이 있는가 하면, 보건관리자가 연락하는 것만으로도 관심 대상이 되는 것 같아 꺼려 하는 경우도 있다고 합니다. 이러한 개인의 의견이 존중되어야 하는 부분으로 자신에게 맞는 방법을 선택할 수 있습니다.

결론적으로 반드시 고용주에게 알려야 할 의무는 없습니다. 직장을 구하기 위해 처음 면접 인터뷰를 하는 동안 암에 대한 정보를 언급하는 것은 그다지 현명한 방법은 아니며, 지금 시작하고자 하는 일이 자신에게 맞는지 업무를 해낼 수 있는 능력이 있는지 검증하는 게 더 중요합니다.

Q. 직장에서 불이익을 당하거나 차별을 받고 있다고 느낀다면, 보호받을 수 있는 법이 있을까요? 암 치료를 받은 경우 암을 진단 받은 것이 알려지면 직장 내에서 차별을 받지 않을까 걱정스럽습니다.

A. 현재 우리나라 고용정책 기본법 [시행 2011. 7. 25][법률 제 10966호, 2011. 7. 25, 일부개정] 에 따르면 아래와 같은 총칙이 있습니다.

제7조(취업기회의 균등한 보장) ① 사업주는 근로자를 모집 · 채용할 때에 합리적인 이유 없이 성별, 신앙, 연령, 신체조건, 사회적 신분, 출신지역, 출신학교, 혼인 · 임신 또는 병력(病歷) 등(이하 "성별 등"이라 한다.)을 이유로 차별을 하여서는 아니 되며, 균등한 취업

기회를 보장하여야 한다. 고용서비스를 제공하는 자는 그 업무를 수행할 때에 합리적인 이유 없이 성별 등을 이유로 구직자를 차별하여서는 아니 된다.

그러나 실제 업무상의 재해가 아니고서는 이러한 부분을 법적으로 보호받는 제도는 미약합니다. 개인의 병력과 관련해서는 회사 차원의 복리후생이나 배려 차원으로 관리되는 것이 관례입니다. 그러므로 회사 자체 내의 복리후생 제도에 명시된 대로 시행이 잘 되지 않는다면, 노동부 신고센터(국번 없이 1350)로 신고하면, 시정 조치 또는 법적인 조치까지도 할 수 있습니다.

Q. 새로운 직장을 얻고 싶은데, 어떻게 알아볼 수 있을까요?

A. 현재 국내에는 노동부 산하의 고용센터(www.work.go.kr)가 있습니다. 고용센터는 전국 각지에 센터가 마련되어 있으며, 국가 차원에서 운영하여 많은 사람들과 함께 일하고 스스로 자립할 수 있는 다양한 서비스를 제공합니다.

1) 직업적성검사 및 심층상담, 개인별 취업지원계획 수립, 구인과 구직 만남의 날, 기업체 동행면접 등 1:1 맞춤서비스를 제공하여 재취업을 지원합니다.
2) 구직급여 지급, 연장&상병급여 지급, 조기재취업수당, 직업능력개발수당, 광역구직활동비 등 취업촉진수당을 지급하여 실직으로 인한 생계를 지원합니다.
3) 근로자 및 실업자 직업훈련, 능력개발비 등을 통해 개인의 경쟁력을 높일 수 있도록 지원합니다

또한 고용부 HRD-Net(www.hrd.go.kr)에서는 직업능력개발관련 훈련기관, 훈련과정 정보를 수집·가공하여 국민에게 제공하고 구직자의 취업능력 제고와 근로자의 능력개발 향상을 위한 교육을 제공해주고 있습니다. 실업자훈련 지원제도, 영세자영업자훈련 지원제도, 재직근로자훈련 지원제도, 사업주훈련 지원제도, 중소기업훈련특별 지원제도 등의 정보도 얻을 수 있습니다.

"힘들었던 치료도 지나고 나니까, 또 하나의 추억이더라고요."

상처를 가슴에 안고도 유방암 선배들은 시간의 힘 덕분에 '모든 것은 흘러간다.'는 세상의 진리를 새삼 곱씹게 된다고 말합니다.

유방암을 겪으며 힘든 시간을 보냈지만 이제는 돌아볼 여유가 생겼다는 김은아 씨 역시 어른들 말씀이 틀린 게 없다며 고개를 끄덕입니다.

"언젠가 아픈 시간이 나한테 올 테지만 시간이 지나야 괜찮아진다고, 아무리 아파도 그 시간은 지나갈 것이라고 어른들이 말씀하셨어요. 하지만 그때는 계속 유방암 생각만 하고 있으니까 한치 앞도 생각할 수 없었죠. 하지만 지나고 나니까 그런 아픈 경험도 내가 언제 그랬지, 몇 년 됐지 할 정도로 덤덤하게 되더라고요."

추억은 모든 상처를 치유한다고 합니다. 아니, 그녀들은 모든 상처도 추억이 될 수 있다는 걸 보여주는 것 같습니다. 과거에 상처받았던 일을 잘 넘기고 아무것도 아닌 게 되었던 경험들을 보면서, 시간이 흐르면 언젠가 유방암도 덤덤하게 넘길 수 있을 때가 올 것이라고 긍정적으로 생각해보세요.

꿈꾸는 그녀들이 아름다워요

세상의 모든 것과의 이별을 준비하던 순간, 다시 찾아온 새로운 삶. 때문에 유방암 이후의 삶은 뜻밖에 주어진 덤과 같다고 이정숙 씨는 이야기합니다.

"아는 언니가 유방암에 걸렸는데 영정 사진을 찍어놓고 입원을 했고, 저도 은행통장 정리까지 하고 입원했어요. 그래도 암은 뭔가 준비할 수 있는 시간을 주는 것 같아요. 갑작스럽게 죽음을 맞이하는 것에 비해 한편으로는 죽음을 준비할 수 있다는 게 다행이고, 또 이렇게 치료를 하고 다시 건강하게 살아가는 건 덤이지 싶어요."

그렇게 덤으로 얻은 앞으로의 인생에 대해 선배들은 저마다 작은 꿈들을 꾸기 시작합니다.

"예전에 보니까 암환자가 치료 끝났을 때 마땅히 갈 곳이 없더라고요. 치료 끝나고 너무 피폐해져 있는데 쉴 곳이 없고 상업적인 곳은 돈이 많이 들어서요. 그래서 생각해낸 것이 제가 직접 작은 공간을 하나 마련하는 거였어요. 재능 기부를 받아서 사람들이 모이면 환자들 돌보면서 차 마시고, 흙 주무르고 느끼면서 마음의 치유를 받을 수 있는 공간이면 좋겠어요."

아파본 사람이기에 생각할 수 있는 꿈일 겁니다. 최미용 씨가 꿈꾸듯, 서로가 서로를 북돋아주고 함께 아픔을 치유할 수 있는 그런 공간이 있다면 큰 도움이 될 것 같습니다.

"집에서 웃는 일이 없어졌어요. 내년에는 웃을 일만 많이 있었으면 좋겠어요."

김혜명 씨의 작은 꿈이 꼭 이루어지길 바랍니다. 아픔과 절망, 분노를 딛고 다시 일어나 미래를 향해 걸어가고 있는 그녀들에게 앞으로는 웃을 수 있는 일이 정말 많아졌으면 좋겠습니다.

"제가 모시는 분들은 거의 평균 95세에서 100세 되시는 분들인데, 그분들에 비하면 저는 인생의 절반밖에 못 산 입장이잖아요. 누군가를 도와야 되는 입장이다보니 저는 힘들어도 막상 도움을 청하기 어려워서 제가 가지고 있는 감정을 글로 담고 있어요.”

유방암을 겪은 후 요양센터를 운영하며 노인들을 보살피고 있는 선배 이선규 씨의 또 다른 꿈은 죽기 전에 자신의 경험과 관련한 책을 내는 것입니다. 그녀의 경험이 또 다른 후배들에게 분명 귀한 조언이 되고 따라갈 수 있는 발자국이 될 겁니다.

“시간이 지나도 기억할 수 있는 추억들을 만들어보고 싶어요. 후회가 많이 되거든요. 남자 앞에 서면 많이 부끄러워하는데 당당하고 멋지게 연애하고 싶어요.”

“다른 일을 하려고 해요. 전에는 내 인생의 전부였던 청소하고 빨래하거나 애들 돌보는 것이 이제는 우선순위에서 밀려났어요. 이제는 다른 의미 있는 일, 내가 좋아하는 일을 해야 되겠다고 생각해요. 나중에 어린 막내아들이 결혼할 때까지 건강하게 살고 싶어요.”

치료가 끝나고 아직 살아야 할 삶이 한참이나 펼쳐져 있다는 걸 깨달은 순간, 아득해질 수도 있습니다. 커다란 백지에 무슨 그림을 그려야 할지, 종이의 어디에서부터 그림을 그려가야 할지 연필을 손에 쥔 채 막막할 수도 있겠지요. 어쩌면 아직 준비하지 못해 낯설기까지 한 새로운 인생이지만, 분명 해야 할 일은 다시 희망을 꿈꾸는 것입니다. 그리고 다시 꿈을 향해 걸어가는 것입니다.

한복 명인의 꿈을 향한 도전

양규원(53세, 2012년 1월 3기 진단)

이제는 추억이 된 치료 과정

힘들었던 일도 지나고 보면 '별것 아니었네.' 하면서 추억이 될 수 있습니다. 응급실을 들락거렸던 항암 치료도, 주변의 여러 사람을 놀라게 했던 수술도, 매일매일 받아야 했던 방사선 치료도 지나고 보니 할 만 했던 치료 과정으로 느껴지는 것은 시간이 지나서일까요. 아직도 손발 저림은 약간 남아 있고 항암 후유증으로 생긴 관절염 증세로 엄지를 제대로 쓸 수 없지만 그래도 이 정도면 참을 만합니다. 간혹 짜증으로 식구들을 힘들게 하기도 하지만, 이제는 애교로 넘겨주는 것 같습니다.

 50년 넘게 살면서 힘들다고 느꼈던 일들이 몇 번 있기는 했지만 내 몸에 이상이 생긴, 이번 경우는 그동안에 일어났던 어떤 일들과도 차원이 달랐지요. 제 생명과 연결된 일이었기에 아직은 제가 존재하고 있어야 할 여러 이유들 중 가족의 행복을 위해 살아야 한다는 절실한 마음으로 기도하고 건강을 되찾기 위해 노력했습니다.

고마운 병원 프로그램들

지난 일 년 동안의 치료 과정이 힘들기도 했지만 새로운 경험을 할 수 있는 기회도 주어졌어요. 병원에서 제공해준 여러 유익한 프로그램에 참여하고 먼저 어려움을 극복한 선배들의 경험담을 듣는 것이 암담했던 터널을 나오는 데 많은 도움이 되었습니다.

 미술에 별 재주가 없으면서도 아트테라피 강의에 참석하면서 여러 작품도 만들어보았고 잘한다고 칭찬도 받았으며, 원예치료 시간에도 상냥한 선생님의 지도에 따라 예쁜 꽃들로 꽃다발도 만들고 크리스마스 장식도 만들면서 행복했어요. 화장하는 시간, 모자 활용하기 교실 등에 참석하면서 차츰 자신감도 회복되었고 힘든 치료 과정도 이겨낼 수 있었습니다.

저만 아픈 게 아니라 나보다 어린 사람도 잘 견뎌내고 있는데 이만한 일로 주저앉을 수 없다는 다짐을 할 수 있었습니다.

작년 12월부터는 딸이 우연히 가져온 전단지를 통해 알게 되어 고용노동부에서 국비지원해주는 프로그램을 통해 한복 만들기 과정을 배우고 있습니다. 월요일에서 금요일까지 매일매일 이어지는 수업이 힘들 때도 간혹 있지만 부족한 솜씨로나마 작품이 하나씩 완성되는 과정이 보람 있고 너무 재미있습니다. 그동안 남자 아기의 바지, 저고리, 배자, 그리고 오방장 두루마기를 완성하였고 지금은 딸의 치마, 저고리를 완성시켜놓고 분홍 당의를 만들기 시작하고 있습니다. 제 딸이 너무 좋아해주니 더욱 신이 나서 하고 있습니다.

엄지손가락이 아파서 마무리할 때 손바느질이 힘들 때도 있지만 그래도 할 만합니다. 작품이 만들어지는 기쁨이 더욱 크기 때문인 것 같습니다. 다음 달부터는 심화과정이 이어지는데 계속 수업하려고 신청해놓았습니다. 이러다가 한복 명인이 되는 건 아닌지 모르겠습니다. 올 추석에는 제가 지은 한복으로 온 가족이 패션쇼를 하게 될 것 같습니다.

Lesson 27. 쿨한 척 하지 마라

체력이든 마음이든 한계를 느낀다면 'No'를 외치는 데 망설이거나 쿨한 척하지 마세요. 통증을 참는 것이 병을 키우듯이 상처받은 마음, 불안하고 외로운 마음 역시 참기만 하면 더 큰 마음의 병으로 자라날 수 있습니다.

Lesson 28. 이럴 때는 쿨해져라

때로는 쿨해져야 할 때도 있습니다. 가끔씩은 모르는 척 잊어가면서 조금은 가볍게 받아들이는 마음이 건강 성적과 치료의 성장을 높이는 방법이 될 수 있습니다.

Lesson 29. 다양한 활동에 참여하라

취미활동과 봉사활동 등 좋아하는 일을 하고 나와 타인을 사랑하면서 행복해집니다. 그 행복에서 얻는 에너지는 분명 병으로부터의 회복에도 좋은 영향을 미칠 것입니다.

Lesson 30. 종교에서도 삶의 의미를 찾을 수 있다

종교적 신념이 건강한 일상 회복에 도움이 될 수도 있습니다. 꼭 종교가 아니더라도 긍정적인 생각과 간절한 믿음이 만날 때 삶의 위로가 될 수 있습니다.

Lesson 31. 당당하게 일해라

일을 통해 우리의 일상은 풍요로워지고 더 가치 있는 보람과 행복으로 이어지곤 합니다. 하고 싶은 일을 놓지 않으면서도 건강도 잃지 않기 위해서는 보다 유연하게 대처하는 현명한 선택이 필요합니다.

Lesson 32. 새로운 인생, 희망을 꿈꿔라

치료가 끝나고 낯설기까지 한 새로운 인생이지만, 지금 내가 할 수 있는 일은 다시 희망을 꿈꾸는 것입니다. 그리고 다시 꿈을 향해 걸어가는 것입니다.

유쾌한 그녀들이 돌아왔다

Chapter 7

그녀를 응원해주세요

"암은 '함께 가는 거'라고 생각해요.

암이 나를 죽일 수도 있지만, 반대로 생각하면 암도 겪었으니까

앞으로 더 힘든 일도 이겨낼 수 있다는 생각이 들어요.

포기하지 말고 하루하루 감사하며 지내면 오히려 큰 도움이 될 것 같아요.

그리고 전에는 내 인생에서 뭐가 중요하고

뭐가 의미 있는 것인지 몰랐던 것들을 발견하게 돼요.

그러면 작은 일에 감사하게 되고 사람이 얼마나 중요한지,

가족이 얼마나 소중한지 알게 되고, 주위 사람들에게 정말 잘 해줘야겠구나.

혹여 내가 죽어도 나를 기억하고 나를 사랑해줄 사람들을

많이 만들어야 되겠다는 생각을 하죠."

– 이서영(43세, 2010년 4월 3기 진단)

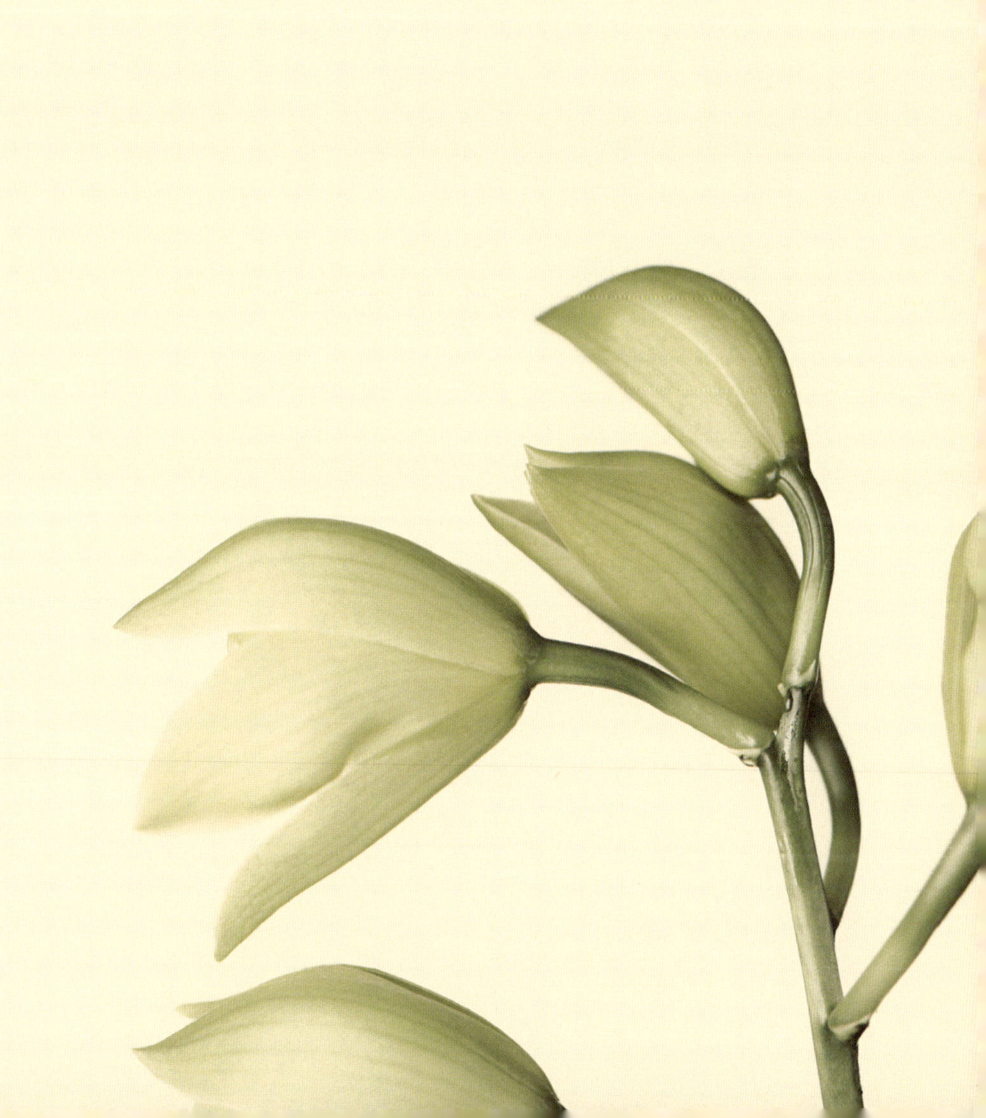

수술도 치료도 마치고 이제는 일상으로 돌아온 그녀가 활짝 웃고 있습니다. 하지만 유방암을 진단 받은 그녀가 당신이 사랑하는 가족이라면, 당신이 아끼는 친구나 동료라면, 여전히 관심과 애정의 눈을 떼지 말아주세요. 씩씩하고 용감하게 힘겨운 시간을 헤쳐온 그녀일지라도 유방암을 겪지 않았던 그 이전과는 분명히 달라져 있을 겁니다. 어쩌면 두려움을 감추기 위해 더 씩씩하게 일하고, 외로움을 감추기 위해 더 밝게 웃고 있는지도 모릅니다.

지나치게 환자 대우를 하는 것도, 또 티 내지 않으려 아무렇지 않게 대하는 것도 아닌, 그저 조금만 더 관심의 눈길로 지켜봐주고 조금만 더 배려해주세요. 마음이 가고 눈길이 가면 저절로 그녀에게 무엇을 어떻게 해주어야 할지 분명 보일 겁니다. 모든 것은 적당한 관심과 배려에서 시작한다는 것만 잊지 마세요.

산에 오르다보면 발걸음은 무거워지고 호흡은 가쁘고 앞으로 얼마를 더 가야 정상에 도착할지 힘들고 막막할 때, 하산하는 사람들이 해주는 한마디가 있습니다. "조금만 더 가면 정상입니다. 힘내세요!"

정상에 가면 얼마나 좋은지 알고, 지금 이 순간 포기하고 싶은 심정을 누구보다 잘 알기 때문에 서로 처음 보는 사람들이지만, 격려의 한마디를 건네는 것이지요. 그리고 그 한마디는 신기하게도 지금껏 무거웠던 발걸음에 조금 더 힘을 낼 기운을 준답니다.

마음에 진심을 담아 공감하며, 외롭고 지친 그녀의 마음을 어루만 져준다면, 긴 말이 오고가지 않아도 분명 훈훈하고 든든한 위로가 될 겁니다. 엄마의 부은 어깨를 토닥이고, 지친 친구의 등을 다독여주며 건네는 그 '한 번의 마음', '한마디의 말'이 어쩌면 그녀의 상처받은 영혼을 위로해주지 않을까요.

그리고 무엇보다 중요한 것은 그녀를 '있는 그대로 사랑하는 것' 입니다. 마음도 몸도 상처 입고 흉터가 남은 그녀가 전과 다른 모습을 보이더라도, 그녀는 분명 당신이 사랑했던 가족이고 친구입니다. 그녀의 작은 장점도 칭찬해주고 힘내라고 토닥여주세요. 그녀에게 는 지금, 그 누구보다도 당신이 필요합니다.

그리고…

유방암을 겪은 당신, 유방암으로 인해 일그러진 가슴을 안았지만, 당신의 진짜 가슴은 이제 더 소중한 것을 안을 수 있게 될 것입니다. 시련은 종종 우리를 더 강하게 만듭니다. 오늘, 그리고 내일을 어떻 게 살아갈 것인가의 선택을 통해 고난은 희망의 꽃을 피우고, 위기가 기회로 바뀌는 밑거름이 될 것입니다.

지금 이 순간, 당신이 보고 듣고 만지고 느끼는 것들을 가만히 마 음으로 돌아본다면, 그 작은 일상의 모든 것이 감동이라는 것을 깨달게 될 겁니다. 그리고 이제는 그 마음에 그동안 미처 돌아보지 못했던 사랑을 품고 희망을 가득 담아보세요. 행복은 늘 당신의 마음을 두드리고 답이 오길 기다리고 있습니다. 그러나 문을 열어주는 것은 바로, 당신입니다.

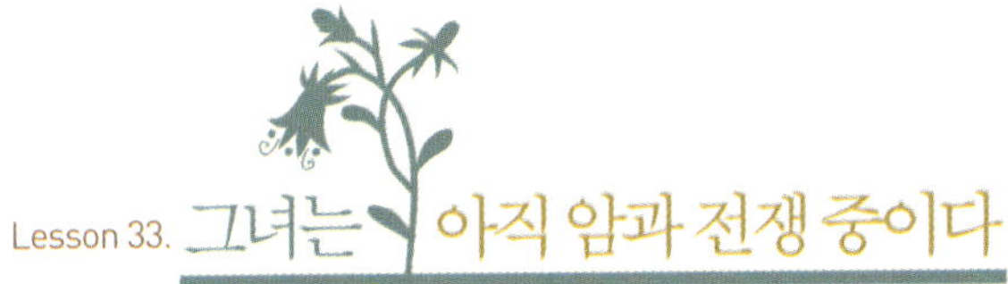

Lesson 33. 그녀는 아직 암과 전쟁 중이다

치료가 끝나면 대부분의 사람들은 모든 것이 끝났다고 생각합니다. 암으로부터 벗어나 금세 그 이전과 다름없이 건강한 몸으로 돌아올 거라고 기대도 합니다. 그러나 그 힘든 과정을 겪어낸 그녀들은, 여전히 또 다른 어려움들과 맞닥뜨리고 있습니다.

"치료가 끝났을 때였어요. 저는 강하고 흔들림도 없고, 누구보다도 나 자신을 믿는 사람인데 너무 참담했어요. 주위의 의료진과 가족들이 나를 위해 신경 써주는 기간이 지나니까 문득 '난 이제부터 뭘 해야 되지?' 라는 생각이 들어요. 방향도 없고 등대도 없이 캄캄한 바다에 혼자만 표류하는 느낌이었죠. 암 치료하는 동안이 캄캄한 동굴 속이라면 끝에는 밝은 세상이 있을 것이다 믿고 조심하면서 나갔는데, 온통 뺑 뚫린 까만 세상이고 아무것도 없는 것처럼 속으로 어떻게 해야 할지 모르는 공황상태였어요. 두려움이 한꺼번에 파도처럼 밀어닥치면서 심한 우울증에 빠져버렸죠. 모든 유방암 환자들이 겪을 거예요. 그 심정을 누가 알아줘요? 식구들한테 죽을 것 같다고 힘들다고 하면 얼마나 이해해줄까요?"

그녀들에게 일상은 마치 유방암이 없었던 일처럼 평온하게 살아갈 수는 없는 것입니다. 예전처럼 사람들과 만나 수다를 떨고, 직장에서 업무를 충실히 하고 있어도 어느 순간 이 평화가 깨질지도 모른다는 불안감을 가슴 한켠에 묻어놓고 있기 때문입니다.

"검사한 날부터 진료를 보는 날까지, 지금도 혹시 몸 안에서 진행되고 있는 것은 아닌가, 언제나 6개월을 기다려요. 그러다가 5년 가까워지면 두려움은 조금 없어지겠지만 언제나 검사받고 '괜찮아요' 소리와 함께 다시 시작인 거예요. 지금이 아니라도 6개월 후에 재발하면 어떡하나 노심초사한 마음을 정리하는 게 쉽게 되나요? 그래도 지나고 보니까 너무 겁내거나 두려워하지 않아도 될 듯해요. 평생 끝나지 않을 일이니 시간에 맡겨두고 품어 안아야 할 것 같아요."

몇 년이 지나도 그녀들의 암과의 투쟁은 아직 끝나지 않았습니다. 몸도 마음도 많이 건강해지고 상처로부터 회복되겠지만, 불쑥 솟아오르는 두려움과 마주하는 순간 언제나 다시 부서질 듯 위태로웠던 처음 그때로 돌아가고 맙니다.

"처음에는 가족에게 나한테 매달리지 말고 각자 할 일을 하라고 했는데, 가끔은 서운한 마음이 들기도 해요. 각자 일상으로 돌아가서 열심히 살지만 나는 내가 하던 것을 못하니까요. 그런 모습 보면 다 알면서도 투정 부리게 되더라고요. 내가 한다고 해도 어느 순간 섭섭한 마음이 커지곤 해서 한 번씩 식구들을 괴롭히게 돼요."

"진단받고 얼마 동안은 아이들이 설거지도 하고 밥도 하면서 도움을 줬는데, 이제는 다 나은 사람처럼 대하면서 정리도 안 하고 도와

주지 않아요. 힘든 치료를 받았으니까 나를 배려해주고 이해해줘야
되지 않을까 하는 마음에 서운하고 힘들기도 하죠. ‘엄마, 다 나았잖
아요’ 하면서 환자 취급 안 하는데, 저는 혹시나 다시 재발을 할지도
모른다는 생각에 불쑥불쑥 갑갑해지죠.”

“직장에 복귀해서 열심히 잘 다니다가, 어느 날 갑자기 허리가 아
파서 수술을 하게 됐어요. 그러니까 작은 아들이 엄마는 폭탄이라 하
고, 큰 아들은 저보고 푹 쉬어야 하는데 알아서 관리 못한다고 꾸짖
더라고요. 녀석들이 기대를 한 거죠. 엄마가 1년 동안 집에서 쉬었으
니까 수술 전으로 돌아갔다고, 괜찮다고 생각했는데 그렇지 않았으
니까요. 사실 저도 아이들에게서 도움을 받길 바랐는데 그렇지 못했
거든요.”

치료가 끝나고 몇 년의 시간이 지난 지금도 미처 아물지 않은 치료
의 여파로 그녀들의 몸과 마음은 온전히 회복되지 않은 상태입니다.

“어떠세요, 유방암은 나았나요?”라는 질문에 유방암 선배는 답합
니다.

“아직은 아닌 것 같아요. 평생 같이 가야 하는 거라 생각해요.”

이 때문에 그녀들에게는 늘 잘하고 있다고 용기를 북돋워주고, 두
려움으로부터 벗어날 수 있도록 손을 내밀어주고 언제나 혼자가 아
니라 우리는 함께라며 응원해줄 가족이, 친구가 있다는 것을 알려줄
당신이 필요합니다.

 그녀를 응원해주세요

Lesson 34. 유방암, 오해와 편견을 던져라

암의 얼굴은 수없이 다양합니다. 일반적으로 암은 '만병의 황제'로 불리며 불치병으로 생각되고 있었습니다. 더욱이 근거없는 소문들까지 덧붙여 옮겨지면서 회의적인 편견과 숱한 오해로 부풀려진 정보들이 전해지고 있습니다.

실제로 유방암 선배들 역시 본인이 그런 일을 겪기 전까지는 저마다의 상상으로 암에 대해 오해하고 편견에 사로잡혀 있었다고 고백합니다. 그리고 유방암을 경험하지 않은 사람들이 아직도 갖고 있는 암에 대한 잘못된 시선 때문에 그녀들은 힘들다고 전합니다.

암은 전염병이다?

"암에 걸리면 식구들과 밥도 같이 먹으면 안 되는 줄 알았어요. 그런데 암은 전염병이 아니라고 아무 상관없다고 하더군요. 저처럼 자기가 직접 경험하지 않으면 모르거든요."

"저는 암은 다 똑같고 치료도 다 똑같이 하는 줄 알았어요. 그런데 유방암은 그게 아니잖아요. 사람들도 나를 선입견으로 볼까봐 싫었어요. 옮는 병도 전염병도 아닌데, 저 사람하고 국을 같이 먹으면 싫어하지 않을까, 그래서 나를 멀리 하거나 꺼려하지 않을까 그런 생각이 들어서 먼저 국자로 떠먹고 신경을 많이 썼죠."

암은 피부를 스친다거나 침이 튄다거나 하는 방식으로 '옮는 병'이 절대 아닙니다. 그럼에도 불구하고 이러한 오해를 가지고 있는 이들이 있는 것이 현실입니다. 이러한 오해는 사회적으로 만나는 사람에게 솔직하게 암환자라고 말하지 못하게 만드는 이유가 되고 작은 오해의 불씨들이 되어 사회적 고립을 초래합니다.

"언니가 먼저 유방암을 앓았기 때문에 편견은 없었는데, 어렸을 때나 병을 앓기 전까지만 해도 마스크 쓰고 있는 환자들을 보면서, 옮길까봐 그런 줄 알았어요. 제가 아파보니까 다른 사람들한테 균이 옮을 수 있기 때문에 면역력이 떨어진 환자들을 위해 그런다는 걸 알게 됐죠."

이연주 씨처럼, 유방암을 경험한 그녀들 역시 자신이 경험한 후에야 비로소 암에 대한 오해를 풀게 되었습니다.

10년 전 어느 날, 한쪽 가슴으로 대중목욕탕을 가서 처음으로 사람들 앞에 서던 그때, 힐끔거리는 시선이 부담스러워 어디론가 숨고만 싶었던 정희선 씨. 평소 자신의 성격과는 달리 부끄러워하고 있는 모습이 더 속상해 가리고 있던 수건을 치우고 두 팔을 벌렸다고 합니다.

"힐끔거리는 시선, 오히려 당당하게 옷 벗고 '경각심을 가지세요'라고 말하세요. 유방암은 전염병도, 불치병도 아닙니다."

정희선 씨는 편견의 벽을 깨뜨리기 위해 더 당당해지는 쪽을 선택한 것입니다.

| 유방암은 치명적이다? |

이렇게 유방암이 생명에 치명적이라는 오해 때문에 치료도 하기 전에 절망부터 할 수 있습니다.

"암 진단을 받았을 때는 초기에 다 죽는 줄만 알았어요. 장례식장에서 젊은 사람도 암 발견한 지 1년 만에 죽었다는 이야기를 들은 남편이 영정사진을 같이 찍으러 가자고 얼마나 강요했는지 몰라요. 그래서 저도 병석에서 그대로 죽는 줄 알았죠.”

“오늘 이렇게 건강하게 지낼 수 있다는 걸 상상도 못했거든요. 병석에 있다가 그냥 죽는 줄 알았어요. 상식이 없었죠. 보통 유방암으로 돌아가셨다는 얘기만 들었지, 유방암 종류가 여러 가지 있는지도 몰랐고 치료도 다 똑같은 줄만 알았어요.”

암에 대한 오해와 편견에 대처하기 위해 마음 다스리기가 필요하다는 박경선 씨는 방황의 시간들을 이겨내고 얻은 지혜를 전합니다.

“암을 진단 받으면 죽는다고들 생각하죠. 하지만 저에게 있어 암 수술은 작은 종기 하나 떼는 것이라고 생각하면서 긍정적으로 지내려고 치료받고 웃고 다녔어요. 그랬더니 남들이 저보고 우울증이라고 정신과 치료를 받으래요. 그때 충격이 컸어요. 이 사건을 계기로 마음을 다스리는 방법에 대해 공부하기 시작했고, 그 결과 오해와 편견에 대처하기 위해서 ‘마음에 알통을 갖자’ 하고 다짐하게 됐어요.”

어느덧 유방암 선배들의 마음에 그동안의 경험이 쌓여 단단한 굳은살이 돋아난 것 같습니다. 이처럼 마음의 진정한 치료는 그녀들의 경험처럼 오해와 편견으로부터 벗어나 암을 직시하는 것에서부터 시작되는 것이 아닐까 싶습니다.

유방암은 별것 아니다?

최근 암에 대한 인식이 조금씩 변하고 있습니다. 오히려 조기에 발견하고 치료만 잘하면 죽는 병도 아니라는 인식도 생기고 있고요.

그 때문일까요? 유방암에 대해, 그리고 암 자체에 대해 대수롭지 않게 여기는 주변의 반응 때문에 그녀들은 내심 서운해집니다.

"요즘 사람들이 하도 암환자들이 많으니까, 누구는 무슨 암이더라 등의 이야기를 스스럼없이 막 해요. 그러면 제가 애매하더라고요. 저를 모르는 분한테 '저도 암환자에요' 이러기도 뭐하고, 또 알고 계신 분들이 저를 의식하고 않고 얘기할 때는 편하게 생각해서 그렇겠지 생각할 때도 있지만, 한편으로는 나에 대한 배려가 없다는 생각도 좀 들더라고요."

10년간 당뇨를 앓았던 유방암 2기 최미용 씨는 당뇨 환우 모임에서 상처를 받았습니다. 서로의 아픔에 대한 이해를 나누는 자리에서 병의 우선순위를 매기는 사람들 때문이었습니다.

어떤 사람이 '당뇨는 진짜 고질병이야' 하면서 '차라리 암이 낫지' 하면서 '요즈음은 약도 좋다는데 치료하면 끝나잖아' 하는데 이건 아니다 싶어, '내가 유방암을 겪어봤는데 여러분이 생각하는 것처럼 그렇게 쉽게 치료받는 게 아니에요'라며 낮지만 조금 격앙된 목소리로 그들에게 말해주었다고 합니다.

"암은요, 목숨을 걸고 싸워요. 관리만 하면 건강하게 누릴 수 있는 게 당뇨지만 약으로도, 본인 의지로도 어쩔 수 없이 낮은 확률을 믿고 싸우는 사람이 암환자예요. 자신이 겪지 않은 일에 대해 쉽게 말하지 마세요."

암환자가 되기 전에는 알지 못했고 애써 귀 기울이지 않았던 사회의 편견들이 하나둘, 그녀의 몸과 마음에 와 닿으면서 세상이 아직 '암'에 대해 제대로 인식하지 못하고 있음을 깨달았다고 했습니다.

사회 전반적으로 유방암에 대한 인식이 바뀌고 있으면서도 아직 그 편견과 오해에 대해서는 가야 할 길이 먼 듯 합니다. 반면에 유방암을 안고 살아가는 여성들은 아직, 아물지 않은 상처와 그 후유증으로 삶의 전쟁 중에 놓여져 있을 지도 모릅니다. 의학의 발전으로 현대 사회에 있어 유방암이 위험하기만 한 병은 아니지만 그래도 겪는 사람들은 고되고 힘들다는 것을 인정하고 배려해준다면 조금은 더 건강하고 행복한 사회가 되지 않을까요?

Lesson 35. 유방암, 누구도 예외는 없다

"예전에는 암에 걸린 사람을 보면 죽을병에 걸렸다는 생각에 너무 안됐다고 마음 아파했었거든요. 하지만 암에 걸린 친구와 함께 울고 걱정해주면서도 사실 막연했을 뿐, 정작 내 자신에게 닥칠 거라는 생각은 전혀 못했죠."

아마도 대부분 김은아 씨처럼 자신이 유방암에 걸릴 거라는 생각은 하지 못한 채 그저 남의 일로만 생각했을 겁니다.

그러나 유방을 가지고 있는 한 남녀노소, 그 누구도 안전할 수 없습니다. 당연히 남성도 예외가 될 수는 없습니다. 미국암협회에 따르면, 2012년 현재 미국 남성의 유방암 발병 사례는 2,020건에 이르고, 국내에서도 매년 300명 안팎의 남성이 유방암 진료를 받는 것으로 나타났습니다. 여기서 주목해야 할 점은 남성 유방암이 매년 지속적으로 증가하고 있다는 사실이며, 남성 유방암에 대한 인식이 부족하여 예후가 좋지 않은 상태에서 늦게 발견되는 경우가 많다는 것입니다. 따라서 남성들은 안일한 마음으로 방치하기보다 적극적인 검사를 통해 적절한 때에 치료를 받아야 한다는 인식 전환이 필요합니다.

2011년 다국적 광고회사 DDB가 모잠비크의 유방암관리센터 (ALCC)의 유방암 퇴치프로그램을 홍보하기 위해 제작한 광고, '유방암 앞에 장사 없다'는 문구가 큰 화제가 된 적이 있습니다. 주인공은 미국 만화의 슈퍼 히로인인 원더우먼, 캣우먼, 쉬헐크와 엑스맨의 스톰이 모델이었는데, 그녀들은 하나같이 유방암의 조기 발견을 위해 유방이나 겨드랑이를 촉진하는 모습을 보여주고 있습니다. 슈퍼히어로도 유방암은 이기지 못한다는 메시지를 전달하기 위해서입니다.

암환자 100만 명 시대에 살고 있는 요즘, 그 누구도 예외는 없습니다.

"암은 자신할 수 없는 것 같아요. 저도 평소에 감기도 안 걸리고 병원에도 안 가는 편이라고 건강 하나만큼은 자부했었죠. 처음 진단받았을 때 가족력이 없었고, 건강에 자신 있었기 때문에 암이라는 게 믿기지 않았어요. 그런데 오히려 저처럼 건강에 자신했던 사람들에게는 이런 과정이 건강 앞에 겸손해질 수 있는 계기가 되는 것 같아요."

가슴을 가지고 있다면 누구든 유방암에 걸릴 수 있다는 것을 인식하고, 당장 내게 닥친 일이 아니라는 안일함으로 유방암에 대해 색안경을 끼고 바라보는 자만심에 빠져 있지는 않은지 스스로를 돌아봐야 할 것입니다. 누군가의 따듯한 배려와 이해가 필요했던 어느 날을 기억하며, 역지사지의 마음으로 상대방에게 다가가주세요. 언젠가 그 따듯함이 다시 나에게로 돌아올 날이 올 것입니다.

간혹 다른 사람들의 문제에 관심이 많은, 기대하지도 않았던 사람들이 나타나기도 한다. 내 환자들 중에는 얼굴만 겨우 알거나 거의 알지 못하는 사람들로부터 전화를 받아본 일이 있다는 여성들이 많다. 이웃집 사람이나 친구의 친구가 전화를 해서 동정심을 표하는가 하면 이런저런 것들을 꼬치꼬치 캐묻기도 한다. 대개 이런 만남은 언짢기 그지없다. 그들은 남의 장기에 훈수를 두는 유별난 사람이다. 우리는 동정의 대상이 되거나 남의 입에 오르내리고 싶지 않다.

-《유방암, 그 후 몸과 마음의 치유》 중에서

유방암을 경험한 그녀들에게 많은 이들이 위로와 격려의 마음을 건네지만, 섣부른 위로나 동정은 오히려 독이 되고 상처를 남기기도 합니다. 여전히 환자 취급해주는 것을 피하고 싶다는 것이 공통적인 의지입니다.

반면에, 많은 경우 이전처럼 평범하게 대해주기를 원하면서도 완전히 다 나은 사람처럼 대할 때는 서운해지기도 합니다. 왜냐하면 앞으로 남은 인생 동안 암의 그늘에서 완전히 벗어나 걱정 없이 살아갈 수는 없기 때문입니다. 이처럼 심신이 약해진 그녀들이 받아들여야 하는 현실은 친절도 배려도 큰 부담이 될 수 있습니다. 사실 유방암을 경험해보지 않은 사람들은 그녀들의 마음이 어떤지 알 도리가 없습니다. 때문에 그녀들을 이해할 수 있다고 자신 있게 말하기도, 섣부르게 위로하기도 어렵습니다.

그녀들이 원하는 것은 마음을 완벽하게 알아달라는 것이 아닙니다. 그저 독한 투병생활로 인해 약해진 몸과 마음을 이해의 눈길로, 배려의 손길로 보듬어주길 바랄 뿐입니다. 그런 이해와 배려 속에 그녀들은 세상을 향해 한 걸음 더 용기낼 수 있을 겁니다.

"어떤 사람들이 저보고 '얼굴 좋아졌네', '몸은 괜찮아 보이는데 좀 말랐다'라고 하는데 그렇게 그 소리가 듣기가 싫은 거예요. 심리적인 부담 때문에 엄청 힘들고 스트레스 받고 그래요."

어설픈 동정과 왜곡된 편견으로부터 자유롭고 싶은 박이수 씨. '저 사람보다 나는 괜찮아' 혹은 '나도 건강관리에 더 신경 써야지' 하며 자신을 위안하거나 안도하는 사람들의 가식적으로 느껴지는 상투적인 동정은 받기 싫었다고 덧붙입니다.

소소하기 짝이 없는 일상을 큰일처럼 걱정하면서 사느냐 죽느냐를 고민했던 그녀들에게 '다 잘 될 거야'라는 막연한 위로가 과연 진정 마음의 위안이 될 것인가에 대해서는 한 번 더 사려 깊게 생각해봐야 합니다.

지나친 배려는 상처가 돼요

최근 영국의 세계암연구기금(WCRF)은 2,000명의 성인을 대상으로 실시한 '암의 인식'에 대한 설문조사에서 암환자 가운데 3분의 1은 암을 '운명'으로 받아들이며 '암에 걸리면 실질적으로 할 수 있는 일이 없다.'고 응답했다고 합니다. 이 결과에서 보듯이 사람들은 암에 대해 걱정이 많다는 사실을 알 수 있었고, 그로 인한 주변인들의 지나친 간섭이 그녀들의 마음에 상처를 내기도 했습니다.

"남편이 생각해준다고 안 좋은 거 절대 못 먹게 하는데 이것 때문에 힘들어요. 오늘도 아침에 남편이 먹다 남긴 빵을 무심코 집었는데 그걸 확 뺏더니 '이런 거 먹지 말라'고 하더라고요. 어찌나 화가 나던지' 홧김에 당신 출근 빨리 하라고, 당신 가고 나서 빵 열 개 사먹을 거라고 소리쳤어요. 먹고 싶은 것 내 마음대로 못 먹게 할 때마다 스트레스를 굉장히 받거든요. 고마운 건 알면서도 속상해요."

배려가 너무 강하면 그녀들의 마음을 부러뜨릴 수도 있다는 것을 이서영 씨를 통해 엿볼 수 있습니다.

"지치고 힘들면 그때는 내가 도움을 청할 테니까 내버려두라고!"

목소리를 높이고서야 통화를 마치게 되어 진이 빠진 이윤주 씨(45세). 수화기 너머로 한숨을 내뱉는 가족의 걱정과 근심을 알지만 속상한 나머지 하염없이 흐르는 눈물은 어쩔 수가 없습니다. 이런 가족의 지나친 관심이 그녀에게 위로가 되었을까요?

세상에는 지나친 동정심으로 남의 아픔을 책임지려는 사람들이 있습니다. 물론 진심으로 걱정되어 배려를 해주는 이들도 있겠지만, 더러는 남을 도왔다는 위안에 만족하고 위로받는 속내도 있을 수 있겠지요.

간호사로 일하고 있는 김지수 씨에게도 상처가 되는 사람들이 있었습니다.

"카더라 통신이 힘들었어요. 뭘 먹어야 된다고 끊임없이 집으로 자꾸 보내시는 친척 분들이 있는데 그게 너무 싫은 거예요. 안 먹어도 상관없는 것들이고 의학적 근거도 없는데…."

직업상 의학적 설명을 하고 연구 중심의 실질적인 데이터를 다루는 그녀로서는 난감하기 짝이 없는 상황들이었죠.

물론 몸에 좋은 것과 좋지 않은 건 본인들도 잘 압니다. 하지만 지나치게 강압적인 보살핌은 오히려 핵심에서 빗나가게 할 수도 있습니다. 지나친 걱정과 배려는 사람을 지치게 만듭니다. 배려의 가면을 쓴 부담처럼 느껴지기 때문이죠.

| 가볍게 말하지 마세요 |

10년 전에 유방암을 진단 받은 선배들의 말을 들어보면 유방암에 대한 사회 전반적 인식이 바뀌고 있음은 분명합니다. 가슴을 잘라낸다는 사실 자체를 받아들이기 힘들었던 사회, 변형이 오거나 이상이 생겨도 대수롭지 않게 생각해 병을 키웠던 그 당시 여성들에 비해 이상 증상을 느끼면 바로 병원을 찾는 시대가 됐으니까요.

그래서일까요. 대중매체를 통해 유방암에 대한 인식 향상이 이루어지면서 '별것 아닌 암'으로 치부하고 그 위험성에 대해 인식하지 못하는 사람들도 꽤 있습니다.

스스로도 '별것 아닌 것'으로 생각했던 유방암이었는데, 자신의 신체적 한계로 인해 두려움을 크게 느끼게 됐다는 이정숙 씨도 친구들의 가벼운 대응 때문에 힘들었다고 동조합니다.

"저는 지금도 계단을 오르면 숨이 차서 힘들어요. 피로도 빨리 오고 조금 움직였는데 숨이 찰 때면 울컥해지고 속상해요. 그런데 그 이야기를 하니까 위로한다고 '별 거 아니야'라고들 말하는데, 너무 걱정하지 말라고 일부러 한 말이라는 것을 알면서도 참 서운했어요."

사실 친구들은 진짜로 대수롭지 않게 여기는 것보다는, 정숙 씨의 걱정을 덜어주고 그녀가 가볍게 생각하여 이겨낼 수 있기를 바라는 마음이 더 컸을 겁니다. 그러나 아직 세상에 혼자 남겨진 듯한 충격 속에서 헤어나오지 못하고 있는 당사자에게는 그런 행동이나 말이 별로 위로가 되지 않을 수도 있습니다.

"처음 진단 받았을 때 가족들이 상처받을까봐 일주일 동안 방황하고 고심한 끝에 애써 담담하게 얘기했어요. 그런데 암이라는데도 아무도 충격을 받지 않는 거예요. 다른 집을 보면 애들이 엄마를 붙들고 울고 그러는데, 너무 아무렇지 않는 것 같아 '너희는 안 우냐?'라고 물어보기까지 했어요. 어떤 집은 암에 좋다고 이것저것 신경 써주는데 누구 하나 암에 좋다는 걸 구해오지도 않고, 오히려 제가 알아서 사먹어야 되더라고요. 그동안 내가 움직일 수 있을 때까지는 해줘야지 싶어서 다 뒷바라지했더니 애들이 엄마는 늘 괜찮다고 생각하나봐요."

아직도 그녀가 암으로부디 자유롭지 않다는 것을 기어해야 합니다. 때로는 약해지지 않도록 어느 정도는 잊어주는 배려가 필요하지만, 그녀의 마음을 지지해주며 공감해주고 진심어린 격려가 필요하다는 것을 결코 잊어서는 안 됩니다.

유방암을 안고 살아가는데 있어 힘들어하는 진짜 이유는 가슴에 생긴 '암'이 아니라 가슴에 깊게 박힌 가벼운 말 한마디일 수 있음을 알아주세요.

 그녀를 응원해주세요

의사의 한마디에 아내는 졸지에 유방암 환자가 되고 말았다.

"제가 보기에는 암인 것 같네요."

아내는 심란한 마음에 병원 문을 나서자마자 나에게 전화를 했는데, 이 남편이란 사람의 반응은 한마디로 형편없는 것이었다. 그때 내가 무덤덤하게 내뱉은 말을 아내는 아직도 기억한다.

"휴, 그거 좋은 소식은 아니군."

— 《내 아내가 유방암에 걸렸다》 중에서

사람 간의 소통은 서로의 생각을 공유하고 감정을 느끼면서 이루어집니다. 소통의 가장 중요한 기본은 '듣기'에 있습니다. 그러나 유방암 3년 차 박은채 씨는 '막연히 듣는 것'과 '관심 있게 들어주는 것'은 분명 차이가 있다고 말합니다.

"겨드랑이가 부은 것 같은 느낌이 들거나 가슴이 쿡쿡 쑤시면, 동생한테 너무 아픈 것 같다고 말해요. 그냥 지나칠 수도 있는데 동생은 매번 관심 있게 아픈 부위를 봐줘요. '괜찮아' 그러면 다음날 바로 생리를 하는 거예요. 매달 그렇게 반복하면서도 매번 불안해했지만, 그래도 동생이 계속 옆에서 좋은 이야기를 해줬기 때문에 재발에 대한 걱정을 훨씬 빨리 극복했던 것 같아요."

《철학자의 설득법》의 저자 안광복 씨는 '듣기보다 더 큰 위로는 없다'고 말했으며, 스티븐 코비는 원활한 소통을 위한 우선순위로 '공감적 경청'을 꼽았습니다. 뱉은 말 그대로를 받아들이기보다 그 말

이 나오기까지의 마음을 공감하고 알아주는 것으로, 대화의 가장 중
요한 기본은 상대의 마음에 '귀 기울이는 것'이며, 그 출발점은 '관
심'이기 때문입니다.

역설적으로, 이보다 더 아내에게 사랑한다고 말할 수 있는 좋은 시
기는 없습니다. 누구도 대신 해줄 수 없는 말, 남편의 그 한마디가 아
내에게는 어떤 치료보다 강한 효과가 있을 것입니다. 실제 연구에서
도 가족의 지지를 받은 여성들이 암을 더 잘 극복한다는 보고가 있습
니다. 비단 남편에게만 해당되는 것은 아닙니다. 다른 가족도 마찬가
지입니다. 그녀에게 소중한 존재감을 일깨워주세요.

누군가로부터 '당신은 참 소중한 존재야', '당신은 참 좋은 사람이
야' 등의 말을 듣게 되면 '인정' 욕구가 채워지면서 살맛나는 행복한
사람이 될 수 있습니다.

"엄마로서 해줘야 할 부분을 표현해줬으면 좋겠는데, 우리 딸은 가
끔은 내가 없어도 될 것처럼 전혀 필요한 티를 안 내요. 내심 서운해
하던 차에 어느 날 딸이 그러더라고요. '엄마가 밝아서 좋다'고. 그
러면서 '엄마, 나 성공할 때까지 살아야 한다'라고, 고마웠죠."

습관이 되지 않아 말로 하기 부끄럽다면 살짝 웃음을 보여주거나
손을 잡아주는 것, 어깨를 토닥이거나 작은 메모를 전해주는 것도 가
슴이 따듯해지는 관심의 표현입니다.

희망을 이야기해주세요

인간은 자신을 어떤 사람으로 생각하느냐에 따라 삶의 태도가 달라진다고 합니다. 자신의 소중함을 깨닫고 어려움 속에서도 다시 희망을 일으켜 세울 수 있도록 그녀들을 응원해주세요.

"당신은 나을 거야!"

"당신은 잘하고 있어!"

'희망은 사람을 일으켜 세우는 위대한 착각'이라고 합니다. 아무리 힘들고 지친 일이 있더라도 희망을 품고 산다면 못 이겨낼 일이 없습니다. 이제 그녀들이 잊고 지낸 희망을 안겨주세요.

애완동물을 키우는 것도 도움이 됩니다

사람들과의 만남을 피하고 지지해줄 가족이 늘 옆에 있어줄 수 없다면, 그녀의 마음을 포근하게 만들어 웃음꽃을 피워줄 애완동물을 키워보라고 권유하는 것은 어떨까요? 고양이가 고독한 사람의 말문을 열어주고, 장수풍뎅이가 아이의 사고를 논리적으로 발달시켜준답니다. 또한 돌고래가 반신마비 환자에게 호르몬 분비를 추진시켜 행동욕구를 자극하게 하고 잘 짜인 승마 프로그램이 재활의학의 훌륭한 보조 수단으로 효과를 보여주는 것, 이것이 바로 애니멀 테라피(동물치료)입니다.

"제가 항암 치료 받을 때 저희 집 강아지에게 너무 고마웠어요. 가족도 시간이 지나면 헤이해져서 그냥 자거든요. 저 혼자 잠 못 들고 속이 안 좋아서 토하고 있을 때 강아지가 와서 옆에 있어줬어요. 울면 눈물 핥아주고요. 얼마나 위로가 되어주었는지 몰라요. 지금도 운

남편들에게 주는 Tip

아내 마음 이해하기

암이 재발할지도 모른다는 두려움을 이해해주세요

잔기침만 해도 덜컥 가슴이 내려앉는 아내입니다. 가벼운 증상도 '재발이면 어떡하지.'라는 불안으로 다가오죠. 그때마다 아내는 스스로를 돌보지 않아 그런 건 아닐까 자신에게 미안하고 남이 원망스럽습니다. 이미 암이라는 큰 사건을 이겨냈지만, 아프다는 아내의 말에 귀를 기울여주세요. 따뜻한 배려와 공감이 무엇보다 중요합니다.

들어주세요

실제 유방암을 겪은 여성들이 남편에게 가장 바라는 것 중 하나가 "내 말을 들어줘"입니다. 대화가 시작되면 서둘러 나가려 하고, TV나 신문을 보면서 시선을 회피하는 무심한 행동은 아내의 마음을 아프게 합니다.

잘 듣는 방법은 어렵지 않습니다. 팔짱을 풀고 편안한 자세로 눈을 마주치고, 고개를 끄덕이며 말이 끝날 때까지 끼어들지 않습니다. 말한 내용을 정확하게 이해하지 못하였다면 질문을 하는 것도 좋습니다. 아내가 불안이나 싸증을 표현하면 비판하고 비난하기보다 그 속에 내재된 아내의 의도를 보려고 노력해보세요. 그것조차 어렵다면 공감하는 말 한마디를 먼저 건네주세요. "당신 기분이 어떤지 알아", "당신이 잘하고 있는 같아서 기분이 좋아" 이렇게 말이죠.

칭찬하세요

암이라는 힘든 과정을 극복하고 일상으로 돌아와 열심히 살아주는 고마운 아내에게 하루에 한 번 칭찬하기는 어떨까요? 단, 의례적이고 형식적인 칭찬은 오히려 상대방을 무시하는 것처럼 보일 수 있으니, 진심으로 아내를 관찰하고 지켜보면서 긍정의 눈으로 그때그때 칭찬해주세요. 특히 감정을 표현하면서 칭찬하면 그 효과는 배가 됩니다.

동하기 귀찮아 누워 있다가도 강아지 산책시키려고 나가고 있으니 강아지 덕분에 몸을 움직이는 거죠."

장선영 씨는 반려동물을 통해 행복한 일상의 긍정적 여유를 얻었다고 합니다. 특히 우울증이 있어 고립감을 느낄 때, 동물에게 말을 걸고 먹이를 챙겨주는 등의 작은 활동들이 운동량을 키움으로써 식욕과 소화 능력도 향상시킬 수 있다고 합니다. 쓰다듬고 만져주는 작은 교감이 때로는 백 마디의 위로보다 힘이 될 수 있습니다.

유방암 선배들에게 가족은, 가족이 생각하는 그 이상의 소중함일 때가 많습니다. 이처럼 가족은 세상에서 가장 가깝고도 소중한 존재이지만, 바로 그 이유로 때때로 멀고도 서운한 존재가 되기도 합니다. 그래서 작은 일에도 아프고 서러운 경우가 더 많다고 꾹꾹 눌러뒀던 감정들을 꺼내놓습니다.

"우리 사표 낼까요? 엄마만 바라보면서 살 수는 없잖아요. 우리도 살아야 되잖아. 돈을 벌어야 살죠."

최미용 씨의 우울이 극에 달했을 때였습니다. 치료 내내 늘 붙어 있던 자녀들이었기에, 치료 후 일상으로 돌아간 자녀들에게서 그녀는 버림받은 듯한 기분이었습니다.

"알아요. 가족 입장에서는 더 도울 게 없는 거예요. 그런데 제가 죽겠다고 하니까 '그만큼 했으면 됐지 않냐고, 우리도 일 년여 동안 직장을 소홀히 했는데 어떡하냐고' 아이들이 그러더라고요. 그런데 저로써는 방향을 잡지 못하고 혼자 더듬거리면서 가야 되는 장님인 거예요. 이러지도 저러지도 못하고 미치는 거죠."

유방암으로 인해 생기는 가족의 불화가 다 내 탓인 것처럼 가슴을 조이지만, 비뚤어진 자신이 바로 잡히질 않습니다. 같은 경험을 채민경 씨도 했습니다.

"큰애가 재수할 때였어요. 유방암 걸려서 쉬면서 오히려 열심히 뒷바라지를 했어요. 그런데 대학을 가고 성인이 됐으니 엄마로부터 떨어져나가는 게 당연한데 유방암에 걸린 이후에는 하나하나가 다 섭섭한 거예요. 항상 내 품에 있다가 내가 컨트롤할 수 없으니까 불만이 막 쌓이는 거예요. 아이는 나름대로 엄마가 자기를 옭아매려고 한다며 불만만 쌓이고. 그래서 대학 1학년 초반에는 트러블이 굉장히 심했어요."

세 남매를 키우는 그녀에게 큰딸은 가장 예쁜 아이였고 소중한 아이였습니다. 하지만 유방암 이후 우울함이 더해져 그런 딸에게 어른답지 못하게 대응하는 자신을 발견하게 된 것입니다. 중간에서 문제를 해결하려고 중재하고 노력해준 것은 고맙게도 남편이었습니다.

"2주 만에야 남편의 권유로 딸과 이야기를 나눴어요. 딸도 생전 처음 그런 일을 겪었으니까 힘들었죠. 서로 섭섭한 걸 다 이야기했어요. '엄마가 심리적으로 불안하다, 그러니까 네가 이해를 해달라' 말하면서 미안했어요. 병들지 않은 엄마들은 굳이 이런 이야기까지 할 필요가 없는 거잖아요. 서로 투닥투닥 싸우는 게 극한까지 다다른 경우였거든요. 정신을 차리고 풀어나갔죠."

채민경 씨처럼 문제를 해결하고, 더욱 가족의 소중함을 깨닫는 선배들도 있지만 그렇지 않은 경우도 있었습니다.

"가족의 성향이 다르다는 것을 이번에 알았어요. 저는 감성적인데 식구들은 이성적이고 비판적인 편이었어요. 어떤 일로 다툴 때 저는 먼저 울어버리는데 식구들은 그럴 수밖에 없었던 이유에 대해 설명을 해요. 막 울고나서 제가 감정 정리한 다음 얘기하면 식구들은 이제 와서 왜 그러냐고 반문하는 거예요. 치료받을 때도 식구들이 나 때문에 힘들어할까봐 괜찮은 척했던 것인데, 식구들은 제가 정말 힘들지 않아서 그런 줄 아는 거예요. 그런 내 마음도 몰라주고 '너무 예민하게 신경 쓰니까 아픈 거야'라고 하는데 마음이 아팠어요."

이재현 씨는 가족을 위해 힘들어도 내색하지 않고 참았던 것이 훗날 상처로 돌아왔다고 합니다. 작은 말이나 행동에도 상처를 받을 예민한 시기입니다. 평소라면 무덤덤하게 받아들일 것들도 딱지도 앉기 전에 상처를 다시 건드린 것처럼 쓰라리고 아프죠.

"살아 있는 동안에는 가족에게 피해를 주지 말아야겠다고 생각했어요. 그런데 실제로는 저와 가족의 생각이 달랐던 것 같아요. 그래도 가족이 있어 힘이 될 때가 많아요."

가족에게 의지하지 않으려고 노력하는 선배들도 결국은 가족의 힘이 얼마나 큰지 강조합니다.

| 엄마라는 이름으로 극복해요 |

9살짜리 딸아이의 머리를 누가 묶어주려나, 매사 꼼꼼하지 못한 남편이 잘할 수는 있을까, 엄마는 마음이 심란합니다. 아이의 웃음소리가 진통제이고 비타민이지만 엄마들, 그럼에도 어린 자녀들은 늘 가슴 시린 존재입니다.

"처음 진단 받았을 때는 아이들 때문에 암에 걸린 것 같아 가족이 전부 싫었어요. 하지만 결국 가족 덕분에 살았죠. 어디 나갈 때마다 '어디 가지 마'라고 붙잡는 녀석들 보면 어서 빨리 건강해져서 든든하게 지켜주고 싶었어요."

엄마 없는 딸로 남겨두고 떠나야 한다는 두려움, 재발이 되면 아픈 모습을 또 다시 보여줘야 하는 부담감, 아이들의 크는 모습을 다 담아두고 싶은 바람 등 어린 자녀를 둔 엄마들은 아이들 걱정만으로도 머리가 어지럽습니다.

"어른들이 '너희 엄마는 스트레스 때문에 생긴 병이라 더 이상 스트레스 받으면 안 된다. 힘들어서 생긴 병이니까 너희들이 말을 잘 들어야 된다.' 하니까 아이들이 항상 주눅 들어 있는 거예요. 심지어 둘째는 엄마가 우리 때문에 힘들어서 병이 생겼다고 말하는데, 책을 보여주면서 너희 때문에 생긴 병은 아니라고 말해도 잘 이해하지 못해요. 아이들은 스스로 엄마한테 짐이 되면 안 된다 생각하고 뭔가를 하려고 하는데 아직 어리니까 그 방법이 서툴죠. 저 역시 얘기도 들어주고 공부도 봐줘야 되는데 제 몸부터 챙겨야 하다보니 힘들었어요."

아이들이 혼자 설 수 있을 때까지 안전한 길을 알려주고, 방패막이가 되어주고 싶었던 엄마는 아이들에게 짐이 되는 것 같아 미안하게 느껴집니다.

어엿한 중학생이 된 작은 아들, 긴장하면 나타나는 아이의 행동을 볼 때마다 엄마가 아프던 어린 시절에 제대로 못 챙겨줘서 그렇게 된 것 같아 미안하다는 안수임 씨도 있습니다.

"제가 유방암 진단을 받고 작은애가 너무 어린 나이에 충격을 받아서 그런지 눈을 깜빡깜빡거리는 틱이 생겼어요. 그것 때문에 굉장히 힘들었는데, 지금도 가끔 긴장하거나 불안하면 보여요. 그럴 때면 마음이 아파요."

그러나 엄마가 느끼는 죄책감이 아이들에게는 좋지 않고, 엄마가 반드시 완벽해야 한다는 생각을 버려야 한다고 선배들은 말합니다. 아이들은 부모들이 우려하는 것과 달리 나름 자신들의 방법대로 해결책을 강구한다는 것입니다.

아이들에 따라서 암에 대해 적응하는 반응이나 속도는 다를 수 있겠지요. 그렇기에 자녀들의 인생에 엄마의 유방암이 중요한 것이 되도록 주입해서는 안 됩니다. 오히려 치료 후 일상으로 복귀한 자신에게 아무런 관심을 보이지 않더라도 놀랄 필요는 없습니다. 이는 자녀들의 인생에서 엄마가 암으로부터 회복되어 일상으로 돌아온 일이 다른 일들과 마찬가지로 인생의 한 부분으로 받아들일 뿐, 특별한 과정이 아닐 수도 있기 때문입니다. 또한 엄마가 힘들다고 자녀들에게 솔직하게 마음을 터놓는 것이 좋지만, 감정적이거나 겁을 주어서는 안 됩니다.

같은 여자의 공감으로 힘을 주세요

유방암 선배들에게 힘이 되는 사람들, 그중에는 언니, 여동생, 딸, 엄마 등 같은 여자이기에 힘이 되어준 가족의 도움이 컸다고 합니다. 가슴을 잃은 상실감에 대해 심정을 설명할 필요도 없이 공감하며 세심한 보살핌으로 지시해주는 경우가 많습니다.

이렇게 다른 가족보다 기대가 크다보니 이들의 관계는 조금 미묘합니다. 더 친밀해져서 힘을 얻는 조력자가 되거나, 서운함으로 서먹해지기도 합니다. 이재현 씨의 경우가 그랬습니다.

"언니 성격이 저랑 많이 달라요. 저는 늘 맞춰줘야 된다고 생각하는데 언니는 자기중심적으로 생각하죠. 언니가 유학 중일 때 제가 암이라는 것을 알리면 바로 한국에 올 줄 알고 안 알렸는데, 나중에 보니까 알고 있는데도 안 왔더군요. 오히려 오랜만에 연락와서는 아픈 나한테 이것저것 부탁만 하고, 한국 왔을 때는 제 안부는 뒤로 한 채

　　　　　　　　　　　　　　　　　　그녀를 응원해주세요

자기도 아픈 것 같다며 검사는 어떻게 해야 하냐며 물어보더라고요. 서운한 마음 때문에 너무 힘들었어요."

자매 간이기에 누구보다 나를 이해해줄 것 같고 아픈 나를 더 챙겨주길 은근히 바라게 되고, 의지하고 싶은 마음도 커지게 됩니다. 그러나 그 마음이 돌아오지 못하고 메아리처럼 흩어져버릴 때 크게 마음에 상처를 입습니다.

반면, 박진영 씨는 두 명의 어린 자녀를 돌보면서 여동생의 따뜻한 손길을 받았습니다. 직장에 다니느라 바쁘고 개인생활도 있을 텐데도 싫다는 말 한마디 없이 언니 곁을 지켰습니다.

"두 살 어린 여동생인데 시집을 안 가서 친정집에 있다가 제가 수술한 이후 지금까지 쭉 같이 살고 있어요. 동생이 집안일을 많이 도와줬어요. 사실 여동생도 직장생활을 하니까 저희 신랑만큼 바쁘고, 약속도 많은 한창 때인데 칼퇴근해서 아이들을 돌봐주니까, 제가 소리를 덜 지르게 되더라고요. 또 신랑이 바쁘다보니까 외로웠는데, 동생이 있어 기다려지고 의지도 되고 마음의 안정이 되는 거예요."

마음은 있지만 바쁘다는 이유로 소중한 이와 함께 시간을 못 보내는 사람들이 있습니다. 일에 치이고, 시간에 쫓기면서 그렇게 살 수밖에 없는 이유에 대해 자기합리화를 하면서 말이죠. 그러다 보면 나중에 정작 그 사람을 잃고는 아쉬움과 후회로 자책하게 됩니다. 바쁘고 쫓기더라도 마음을 표현하고 보여주는 노력만은 뒤로 미루지 말아야 합니다.

딸에 대해 고마움을 전해준 이도 있었습니다. 열일곱, 어리기만 한 딸은 스산한 겨울밤, 우울증으로 잠 못 드는 엄마의 귀가 되어주었습니다. 정세현 씨의 이야기입니다.

"우울증이 왔어요. 혼자 앉아 울고, 잠이 안 와서 밤을 꼬박 새고는 자는 아이를 깨워서 '엄마가 지금 심장이 떨려서 그러는데, 엄마랑 얘기 좀 해주면 안 되겠니?' 그랬더니 '알았어, 엄마 얘기해. 안 잘테니까.' 그러면서 이런저런 얘기를 나눠줬어요."

그렇게 마음을 진정시키고 나서야 딸을 위해서라도 이래서는 안 되지 하면서 마음을 다잡고 직접 정신과를 찾아가 어려운 시기를 극복했습니다.

"아이가 저에게 잘하는데도 이거 사달라, 저거는 왜 안 사주냐고 욕하고 그랬어요. 남을 신경 쓸 여력이 없었거든요. 그런데 우리 아이들은 뭘 요구해도 뭐든지 사오고, 아무리 힘들어

Memo

유방 건강을 위한 모녀 수칙

1. 여성 가족이 유방암을 이해하는 제일 친한 친구가 되어준다.
2. 자가진단법을 함께 익히며 자가검진 여부를 함께 체크한다.
3. 건강한 생활습관을 함께 만들어간다.
4. 병에 대한 공포를 이길 수 있도록 격려한다.
5. 가족력이 있거나 돌연변이 인자 보유 시 적극적으로 가족의 검진을 독려한다.
6. 가족력이 없더라도 정기적으로 검진을 받을 수 있도록 노력한다.

도 안 따져요. 참 고맙죠. 힘든 내색도 안 하고, 지금도 좋은 게 생기면 나부터 갖다줘요.”

최미용 씨에게 있어 딸은 고마움 그 이상이었습니다. 묵묵히 들어주고 힘들어도 내색 안 하던 착한 딸, 마음이 깊은 절망의 바닥에서 올라오지 못하고 방황했던 2년 동안 내 옆을 지켜준 딸의 모습을 보면서 살아야 할 이유를 깨닫게 되었습니다.

| 유방암 며느리, 솔직하게 마주하세요 |

여자라는 공감대와 가족이라는 이름으로 함께 지내고 있지만, 유방암을 이해받기는 어려운 사람이 있습니다. 바로 시어머니와 며느리의 관계인데요. 특히 한국에서 ‘며느리의 유방암’은 알게 모르게 아픈 사연을 남기는 경우가 많습니다. 그런 이유로 유방암을 통한 시댁과의 갈등은 맞부딪쳐 해결하는 것보다는 서로가 서로를 인정하는 것에서부터 시작하고 극복해나가는 것이 좋습니다.

“저는 못하면 못한다고, 솔직히 이야기를 해요. 유방암을 진단 받기 전에는 구구절절 설명하면서 눈치를 봤는데 지금은 못한다고 말해요. 그게 첫째인 것 같아요. 예를 들면, 전에는 명절 때마다 몸이 부서져도 어머님이 준비해야 한다는 걸 다 했는데, 지금은 ‘어머님, 못할 것 같아요’라고 말씀을 드려요. 어머님도 서운하시겠지만 결국 물러서시거든요. 남편도 중간에서 제가 할 상황이 아니라고 중재해주고, 일을 많이 줄여줘요. 못하기 때문에 감수해야 되는 많은 것들이 있는데, 이제는 오히려 어머님이 나서서 ‘아픈데 뭘 하냐’ 이렇게 해주시는 편이에요.”

41세의 김지수 씨는 무엇이든 잘 해내는 완벽함을 추구했기에 시댁에 거절하는 것을 스스로 쉽게 받아들이지 못했지만, 유방암 이후 솔직해지는 법을 배웠습니다.

피를 나눈 가족일지라도 같이 살다보면 얼굴 붉히는 일도 생기는 법인데 몇 십 년 동안 각기 다른 환경에서 살아온 사람들에게 갈등이 생기지 않는다는 것은 불가능한 일이겠죠. 하지만 그 갈등을 어떻게 현명하게 풀어나가느냐가 중요한 문제입니다.

유방암에 걸린 며느리에게 오히려 힘이 되고 지지해주는 시댁도 있었습니다. 강성희 씨는 마흔을 훌쩍 넘어 중년의 고갯길을 오르고 나서야 시어머니와의 관계가 좋아져 시간이 약이 되는 경험을 했습니다. 그녀보다 앞서 유방암을 진단받았던 시어머니의 경험이 도움 되어 관계도 더욱 돈독해졌다고 말합니다.

"어머님은 유방암 0기였는데 연세가 있으셔서 완전절제를 하셨어요. 항암 치료랑 방사선 치료는 안 했지만, 한쪽 가슴이 없었기 때문에 인공유방을 하고 계셨어요. 하지만 굉장히 긍정적이셨어요. 물론 수술할 때는 우울해하셨지만, 회복하는 동안 한 번도 비관적인 이야기를 한 적도 없고, 회복된 후에 주위 분들과 고스톱도 치고 일상으로 금방 돌아가시더라고요. 어머님이 잘 극복하시는 모습을 보면서 저도 잘 할 수 있다는 자신감이 생겼어요. 그 이후로 '저 이렇대요'라고 말하면 '너랑 나는 유전도 아니고 상관없으니까 나한테 뭐라 하지 마라.' 농담도 건네시고요. 한편으로는 어머님이 힘들게 항암이나 방사선 치료 안 하신 것이 진짜 다행이다 싶어요."

억장이 무너지는 심정을 누구보다 잘 헤아려주고 오히려 밝게 대해준 시어머니에게 감사하다는 며느리입니다. 유방암으로 인해 고부간의 정이 더욱 돈독해진 것이죠.

이것저것 해주고 싶은 시댁의 마음이 유방암을 겪는 여성들에게 부담이 되는 경우도 있지만, 부담스러운 관심보다 조용히 마음 써주는 배려로 도움을 받았다는 경우도 있습니다.

"시부모님이 식당 운영을 하셔서 너무 바쁘신데도 잊지 않고 반찬 만들어서 갖다주세요. 그렇게 어머님이 주시는 적당한 관심 때문에 오히려 힘들지 않게 잘 견딜 수 있었어요."

박진영 씨는 이것저것 참견하며 심적 부담을 주거나, 유전자 문제를 들춰내 아픈 곳을 찌르는 시어머니 이야기를 들은 적이 있다며, 지나친 관심보다는 가끔 음식을 만들어주시면서 심정적으로 지지해준 시댁에 감사함을 느낀다고 말합니다.

하지만 오히려 내가 경험한 아픔을 아들은 겪지 않기를 원하는 마음도 있습니다. 그래서 "만약 며느리가 유방암에 걸렸다면 잘 받아들일 수 있을까요?"라는 물음에는 선뜻 상관없다는 대답이 나오지 않습니다. 대다수의 사람들은 태어날 손자 걱정이나, 아픔을 견뎌야 할 아들 혹은 며느리의 건강을 걱정하게 되지요. 그 속에서 이서영 씨는 조금 다른 대답을 들려주었습니다.

"둘이 그걸 잘 극복할 수 있느냐가 가장 중요하죠. 극복한다면 다른 것도 다 헤쳐나갈 수 있을 거라고 생각해요. 부모는 제3자이기 때문에 아무리 옆에서 해준다고 해도 그건 둘이 헤쳐나갈 문제인 거죠."

어떤 선배는 역지사지의 마음이 되어 시어머니의 마음으로 '며느

유방암 며느리를 위한 배려

1. 유전에 대한 언급은 하지 말아주세요.

2. 좋은 걸 권할 때는 주의하세요.

암에 좋다는 것을 갖다 주고 검증되지 않은 것을 추천하는 것은 환자에게 부담이 되며, 오히려

도움이 되지 않는 경우도 있으므로 주의를 요합니다.

3. 미안한 마음을 알아주세요.

실제 유방암을 겪은 여성들이 시댁에 미안함을 호소하는 경우가 많습니다. 유방절제술로 여성

성을 상실하고 암이라는 커다란 짐을 가지고 살아가는 부담감과 더불어 남편과 자녀들을 챙겨

주지 못하고 있다는 미안함으로 스스로 죄인이라는 마음을 가지게 됩니다. 암은 그 누구의 탓

도 아니므로, 괜찮다고 말해주세요.

4. 입장 바꿔 생각해주세요.

마음을 편하게 해주고자 한 말이나 행동이 오히려 유방암으로 고통받는 여성을 한층 더 힘들게

할 수도 있습니다. 말하기 전에 입장 바꿔 한 번 더 생각해봐 주세요. 윗사람이 먼저 손을 내밀

어준다면 며느리도, 아랫사람도 잘 하려고 노력할 것입니다.

5. 양보해주세요.

가족에게 이기고 지는 게임은 없습니다. 무슨 일이든 며느리에게 먼저 양보한다면, 두 배의 기

쁨이 찾아올 것입니다.

리의 유방암'을 바라보게 되니, 조금이나마 시댁 어른들의 마음이 이해가 되었다고 합니다. 유방암을 계기로 갈라진 마음 틈새가 있다면 서로의 입장이 되어 조금씩 양보하고 도와주세요. 모두에게 행복을 안겨줄 수 있는 길이 될 것입니다.

| 남편의 응원이 필요해요 |

대부분의 남편들도 아내가 유방암을 진단 받으면, 위기를 느끼게 됩니다. 치료를 받은 몇 달간 최선을 다해 가정을 돌보고 아내를 도왔던 남편이나 가정일에는 무심했던 남편까지 모두들 불완전한 순

간을 마주하게 됩니다.

"제가 못하니까 남편이 역할을 좀 더 해줘야 하는데 그렇게 못하니까 서운해요. 서운하다는 이야기를 해도 남편이 저에게 시간을 내지 않는 것 같아 마음이 더 힘들어요."

아내와 남편의 시간은 다를 수 있습니다. 아내는 자신의 생명에 대해 두렵고 슬프지만, 남편은 아내 없이 앞으로 어떻게 가정을 꾸려나가야 할지 막막하고 암담한 기분입니다.

"남편들이 유방암과 여자에 대해서 잘 모르잖아요. 심지어 제 남편은 수술하고 한참이 지났는데, '너 수술했니, 떼어냈어?' 하고 물어보는 거예요. 너무 충격이었죠. 조금만 관심이 있으면 인터넷이나 책에서도 찾아볼 수 있는데 그것조차 안 하고 '왜 아픈데?'라고만 물어요. 그 다음부터는 대답을 하기 싫더라고요. 저런 남자하고 평생을 살았구나 싶고요."

지난 일이라며 웃는 박경선 씨이지만 앙금처럼 남은 서운함을 못내 지우지는 못했습니다. 그렇지만 남편은 그녀가 여행을 다니거나 취미 활동하는 데는 큰 간섭을 안 한다고 합니다. 어쩌면 남편 입장에서는 아내를 위해 자신만의 방법으로 배려하고 있는데, 그런 자기의 마음을 아내가 몰라주고 보채기만 한다고 섭섭해 할 수도 있습니다. 따라서 아내 역시 남편이 보내야 할 서툰 적응의 기간을 질타하기보다는 이해하려는 노력이 필요합니다.

사랑해서 결혼한 두 사람이지만 부부로 살아가는 긴 시간 동안 갈등과 충돌을 피할 수는 없습니다. 힘든 일을 함께 겪어내면서 부부간의 신뢰와 정이 좀 더 단단해지고 가정의 유대감도 깊어지는 것이겠지요. 하지만 때로는 서로에 대해 모르던 면을 발견하고 실망하거나 감정의 골이 깊어지기도 합니다. 여성으로서는 일생일대의 사건이자 위기의 순간인 시기에 입장 차이로 인한 갈등을 겪는 사연들도 많다고 합니다. 각자 삶이 다르고 다양한 만큼 부부간의 사랑과 전쟁 이야기도 다양하겠지요.

2009년 유방암 3기를 진단 받은 채민경 씨도 힘든 시간을 보냈습니다. 이전 같으면 부부싸움하고 나서도 시간이 지나면 스르르 사라지고 말 것들이 아프면서는 앙금들이 마음에 진득하니 눌러붙어 떼어내기가 영 힘들었다는 그녀는 특히나 남편의 말 한마디에 일상이 번뇌로 가득 차버렸다고 합니다.

"작년이있어요. 잠자리를 하다가 남편이 물어보는 거예요. '보기 흉하지 않아?' 가슴을 전절제한 나로서는 그 순간 '헉' 하고 놀라서는 이후로 그 일이 계속 머릿속에 남아 있는 거예요. 그 이후로는 남편의 행동을 하나하나 다 의심하게 되는 거죠. 직장생활하니까 아침 일찍 가서 저녁 늦게 오는 일상이 전과 똑같은데도 귀가가 늦으면 남편이 밖에서 딴짓하는 거 아닌가 자꾸 못 미더워지고, 한번 그쪽으로 생각이 드니까 거의 정신을 놓은 거나 마찬가지였어요."

잠자리에서 돌아누워 있어도 가슴이 뛰고, 표정이 조금만 안 좋아도 무슨 일 있나 싶어 불안이 극에 달했습니다. 결국 밥도 못 먹고 체중은 빠지고 새까맣게 타버린 속을 안고 부부 상담은 물론 정신과 상담까지 받고 약을 복용해야 했습니다. 그 후에도 가끔씩 찾아오는 가슴 두근거림과 한숨은 쉽게 사라지지 않았습니다. 이혼에 대해서도 여러 번 생각하게 되었고, 죽을 것처럼 괴로운 시간들이 흐르면서 마음의 문도 서서히 닫혀갔습니다.

그런데 어느 정도 시간이 흐른 후 남편이 변하기 시작했습니다.

"남편이 갑자기 변했어요. 무슨 산에 누구랑 간다, 사진도 보여주고 회사 모임도 그렇고 일상을 말해주는 거예요. 여자가 많은 자리에 갈 때나 제가 예민하게 굴 때는 부부 동반해서 나가려고 노력도 하더군요. 그런데 저는 갑자기 변하는 남편의 모습을 보면서 또 다른 의심이 들더라고요."

변해가는 남편에 적응이 되지 않아 의심만 더해지던 어느 날, 술의 힘을 빌린 남편의 진솔한 고백을 들을 수 있게 되었습니다.

"오랜 시간 가만히 생각해봤는데, 당신이 아픈 게 나 때문인 것 같아. 내가 잘못해서 당신이 암에 걸린 거지. 앞으로 당신을 위해 열심히 노력하고 싶어."

비록 남편 때문에 암에 걸린 것은 아니었지만, 진솔한 위로에 마음이 편안해지는 것을 느낄 수 있었습니다. 무엇보다 남편의 진심을 볼 수 있었기 때문이었습니다.

"그동안 남편도 많은 생각을 하고, 나를 많이 관찰했을 거예요. 억지로 한 말이 아니라 마음이 시켜서 한 말이라는 것이 느껴졌어요. 진심을 담아서 해준 사과를 들으면서 그때서야 마음이 풀리더라고요. 그 이후에 남편이 부부 동반으로 외출하는 자리도 만들고 아이들을 떼어 놓고 둘만 가는 여행도 준비하면서 많이 나아졌어요."

| 가장 힘이 되는 남편 |

부부 관계에서 정말로 중요한 것은 무엇일까요? 30년이 넘는 오랜 결혼 생활에서 정희선 씨에게 가장 힘이 되었던 것은 언제나 늘 내 편이 되어주는 남편이었습니다. 유방암을 진단받았을 때에도 그랬습니다.

"퇴원하고 집에 돌아온 순간 남편이 '당신 없어도 집은 돌아간다. 지금부터 당신의 인생을 찾아'라고 하면서 '언제든 있을 수 있는 일이야. 당신은 살아온 날보다 살아갈 날이 짧기 때문에 괜찮아. 그동안 하고 싶었던 것 해. 자식 키우랴, 먹고 살랴 힘들었으니까 남은 삶을 즐겨.'라고 격려하는데 그 말이 너무 고맙더라고요."

돌아보고 곱씹어봐도 암에 걸린 원인은 스트레스밖에 없었다고 말하던 안수임 씨는 앞이 안 보이는 이 순간, 덥석 손을 잡아준 남편 덕분에 이겨낼 수 있었다고 합니다.

"발병 전에는 경제적 문제와 시댁과의 갈등으로 엄청 스트레스를 받았는데, 그것 때문에 유방암이 온 것 같았어요. 그런데 치료하면서 남편이 외부적인 자극에 대해 철저하게 감싸주고 관리만 잘하라고 해줘서 정말 고마웠어요. 예전에는 부부 금실이 평범한 정도였는데 지금은 너무 끈끈해졌어요. '저 없으면 안 된다'는 식으로 아껴주기 때문에, 저도 전보다 남편을 더 사랑스럽게 봐줘요."

남편들도 아내가 아픈 것에 대해 부정적으로 생각하는 것만은 아닙니다. 병으로 인해 고통받는 아내를 보는 일이 힘들기도 하고 지켜

 그녀를 응원해주세요

줘야 할 보호의식을 더 강하게 느끼고 있을지도 모릅니다.

"제가 원래 굉장히 정리정돈을 잘하고 집도 깔끔하게 꾸며놓는데 아프면서 몇 년 동안 손을 놨었어요. 그나마 기운이 나면 내 건강에 도움이 되는 일만 겨우 챙겼어요. 그런데도 남편이 워낙 좋은 사람이고 무던하다보니까, 몇 년간의 내 험한 꼴을 한마디 질책도 없이 잘 봐줬어요." - 강현미(58세, 2008년 진단)

"남편이 사관학교 출신이라 부엌에 한 번도 안 들어왔는데, 지금은 설거지도 아주 잘해요. 처음에는 설겆이할 때 여러 차례 그릇도 깨고 했지만 얼마 지나니까 노하우가 생겨서 지금은 저보다 잘해요." - 장선영(51세, 2010년 진단)

"아이들 때문에 우울해하고 있으면 산책 가자고 하고 운동도 같이 가주고, 아프다고 하면 관심 가져주고 성생활도 제 의견을 많이 반영해주고 배려해줬어요. 잘 지지해줘서 너무 고마워요. 제 치료에 가장 도움이 되었던 사람은 남편이에요." - 강성희(42세, 2010년 진단)

가정의 행복은 누구 한 사람의 몫이 아닙니다. 힘든 상황에서도 두 사람이 함께 노력을 더하고 마음을 나누며 함께 가꾸어가야 하는 것입니다. 서로가 서로를 이해하는 데서 행복은 시작되는 것이니 말입니다.

유방암의 충격은 여성들만의 고통은 아닙니다. 오랜 세월 추억을 함께하며 시간을 나눴던 아내를 잃을지 모른다는 남편의 두려움과 슬픔도 이해해주세요. 그리고 이제는 남편과 함께하는 시간을 늘려가며 정신적인 여유를 가져보세요. 위기의 순간, 남편이 더 이상 자신을 사랑하지 않을까 하는 불안함에 힘들고, 모른다면 어떻게 대처해야 하는지 전문가에게 상담을 받을 수도 있습니다.

남편을 품어주세요

그렇다면 아내들은 남편이 스스로 바뀌기를 기다려야만 할까요? 태풍을 이겨내고 뙤약볕을 겪어내면서 벼가 무르익듯 남편과 아내의 관계도 세월을 머금고 성숙해지기 마련입니다.

"같은 책을 읽어도 30대에 읽었을 때 40대, 50대에 읽었을 때 다르잖아요. 남편도 똑같아요. 40대에는 남편이 나를 힘들게 하는 존재였다면, 나이 들고 해가 갈수록 같이 해야 될 사람이라는 생각이 들어요."

유방암 선배 김정인 씨는 아내들도 남편을 포용할 수 있어야 한다고 깨달음을 전합니다.

남편과의 대화 속에서 일어나는 미묘한 문제에 있어서 유방암 1기 정세현 씨의 이야기는 좋은 예가 될 수 있습니다.

"유방암 이후 남편과의 갈등은 늘 알아서 해주길 바라는 마음에서 온 것 같아요. 남편이 해주기를 기다리는 것보다 직접적으로 요청을 하는 것이 좋은 방법이었어요. 치료 초기 못 박을 일이 있어서 남편이 알아서 해주길 바랐지만, 늘 하던 대로 못을 박고 있는데 '혼자서도 잘하네' 하고 말더라고요. 저도 심통이 나서 못을 박다보니 손을 다쳤어요. 그랬더니 남편이 후다닥 와서 박아주는데, 처음부터 해달라고 했으면 안 다쳤을 텐데 싶었죠. 알아서 해주지는 못하지만 해달라고 요청하는 건 다 해주니까 고맙죠."

기다리기만 하는 것보다는 원하는 걸 요구하는 게 차라리 마음 상

 그녀를 응원해주세요

하지 않는 소통의 기본이라는 그녀. 그러나 무조건적인 부탁보다는 도와줘야 하는 이유에 대해 분명하게 알려주는 것이 중요하다고도 덧붙입니다.

"예전에는 내가 외출하기 전에 남편 밥상까지 차려놓을 정도로 남편이 집안일을 안 챙겼어요. 하지만 유방암을 겪으면서 아이 때문이라도 더 이상 재발되지 않고 살아야 되니까 조금만 도와달라고 했죠. 이후에는 집안일은 손도 안 대던 권위적인 모습을 많이 바꾸더라고요."

그러나 이때, 남편들이 자신의 부탁을 듣고 바로 바뀌지 않더라도 실망하지 마세요. 지금 변화가 필요한 때라고 마음이 바뀌기까지 시간이 걸릴 수도 있으니까 기다려주는 아량도 필요하지요.

두 사람 사이에 생기는 문제는 가치관의 차이에서 비롯하는 경우가 많다고 유방암 선배들은 입을 모읍니다. 남편을 변화시키겠다는 마음으로 맞서기보다는 자신부터 바뀌어야 한다며 중요한 답을 정확히 짚어준 선배도 있었습니다. 바로 5년 동안 남편이 바뀌길 기다려준 결혼 20년 차, 유방암 1년 차 송지연 씨의 조언이 그렇습니다.

"저는 남편과 다시 좋아진 게 5년밖에 안됐어요. 한 사람하고 살면서, 죽이고 싶도록 미웠던 사람이 무척 좋아질 수 있다는 극과 극의 경험을 했어요. 누구보다 제일 싫었는데 지금은 가장 좋고 친하고 편해요. 요즘은 매일 같이 이야기하고 문자를 주고받아요. 일상을 전하면서 정말 시답잖은 말까지 다할 정도로 말이죠."

특별한 노하우가 있었을까 궁금해서 다음 이야기를 청하자, 그녀 역시 과정이 순탄하지는 않았다고 했습니다.

"이혼하려고 서류를 갖다 줬는데 남편이 찢어버렸어요. 남편이 이혼을 안 해주니까, 그럼 이렇게 살 수는 없다는 생각에 내가 변해야 되겠다 싶었어요. 그래서 내가 '먼저 당신을 품어보자' 하고 한 걸음 물러섰어요. 내가 먼저 남편에게 다가갔어요. 그러니까 남편도 조금씩 마음을 열어주더라고요. 이렇게 하다 보니 5년이 걸렸어요. 내가 먼저 이 사람을 끌어안았기 때문에 더 기쁜 것 같아요. 내가 행복해지면서 이 사람도 바뀌고, 그렇게 서로 노력하게 되는 거예요."

비록 유방암 진단을 받고 위기와 맞닥뜨리기도 했지만, 그 시간들 덕분에 지금이 오히려 순조롭다고 말하는 그녀입니다.

| 가족은 살아가는 이유입니다 |

유방암 선배들이 한결같이 입을 모아 이야기하는 것이 있습니다. 유방암을 통해 깨달은 게 한 가지 있다면, '가족'의 소중함이라는 것입니다.

"남편과 사별했지만 자녀들이 너무 잘해주니까 항상 고맙죠. 지금도 치료하면서 힘들 때마다 아이들이 잘해 주니까 너희들이 내 자식으로 태어나줘서 고맙다 했죠."

"부모님께서 진짜 잘 해주세요. 저 때문에 일부러 산 아래 밭을 얻으셔서 약을 안 치고 손수 채소며 버섯이며 재배해서 가져다 주셨거든요. 통화도 자주 하고 식탁에서 얘기도 많이 해요. 지금은 가족끼리 더 끈끈해지고 돈독해졌다는 것을 새삼 느끼죠."

위기와 맞닥뜨렸을 때 가족은 강한 결속력을 발휘하게 됩니다. 거꾸로 보자면, 위기 앞에서 가족의 건강성을 확인받을 수 있습니다.

 그녀를 응원해주세요

갑자기 나타난 암이라는 시련을 계기로 '가족에 대한 마음'을 알 수 있게 되었다고 선배들은 말합니다.

"저 혼자만 겪은 게 아니라, 가족도 다 같이 겪었잖아요. 이렇게 겪으면서 서로 결속도 되고 더 이해를 해주면서 배려해주니까 행복감을 느끼는 거죠." - 노은숙(47세, 2009년 진단)

"사실 아프면서 많이 느꼈어요. 아무래도 일을 하다보니까 가정에 소홀하기도 했었고 자녀와도 많은 시간을 갖지 못했는데, 옆에 있어주고 챙겨주는 것이 더 중요하다는 것을 말이죠. 아이한테는 옆에서 마음으로 해주는 것이 중요하다는 것도요." - 이서영(43세, 2010년 진단)

몇몇 미혼 여성들은 아이가 있는 여성들이 부럽다고도 합니다. 당장 정신적, 육체적으로 힘이 들겠지만 '엄마가 되는 것'은 또 하나의 특권이자 세상을 사는 데 있어 힘이 되고 마음을 다잡는 데 더할 나위 없이 소중한 답이 되기 때문이지요.

"부모님이 연세가 많으셔서 처음엔 기대를 못했죠. 치료받을 때도 식이조절을 해야 하는데 시골 분들이라 그걸 못해주셨어요. 아버지는 대수롭지 않게 생각하고 관심이 없으시니까 서운했고, 반대로 어머니는 울면서 심하게 위해주시기만 했으니까요. 그런데 나이가 들면서 속 깊은 얘기는 못했는데, 이번 기회에 부모님이랑 시간을 보낼 수 있어서 좋았어요. 단지 시간이 흘러 부모님이 돌아가시면 형제 말고는 나 혼자밖에 없겠다 싶어서 외로울 뿐이죠."

유방암을 안았던 2012년 여름은 김혜명 씨에게 괴롭고도 소중한 시간이었습니다.

힘든 과정 속에서도 가족이 아프지 않아 다행이라고 생각하는 유방암 선배들도 만나볼 수 있었습니다.

"남편에게는 사실 고마움 반, 미움 반이에요. 밉기도 하지만 자기 입장에서 최선을 다하고 있는 사람한테 자꾸 뭐가 서운하다, 어떻게 해달라고 말할 수 없는 상황이잖아요. 한편으로는 남편이 아픈 것보다 내가 아픈 게 참 다행이구나라는 생각도 해요. 애들을 돌보고 가정 생활을 유지하려면 경제적인 게 크잖아요. 그러니 차라리 내가 아픈 게 낫다고 생각하죠."

돌이켜보면 가족을 위해 산다고 버둥거리고 감수해야 하는 것이 희생이라고 생각했지만, 실은 가족을 사랑하는 '자신' 때문이 아니었나 생각도 해봅니다. 가족은 또 다른 '나'이기 때문이죠.

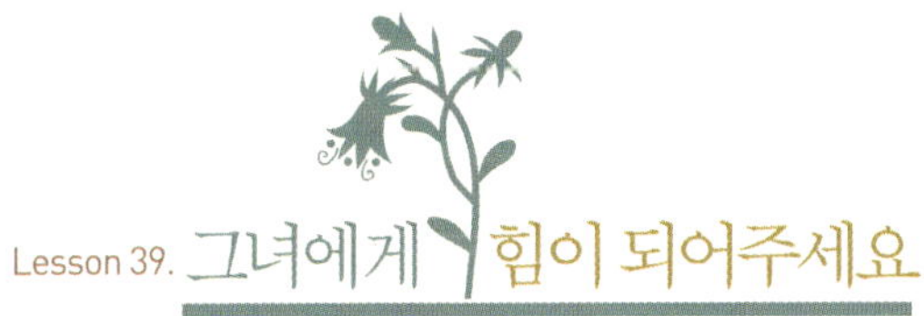

Lesson 39. 그녀에게 힘이 되어주세요

여러 사람이 힘을 합하여 일을 하거나 또는 어떤 일을 이루는 것을 '울력'이라고 합니다. 주로 텃밭을 가꾸거나 김장 등 겨울나기 준비를 하거나 수북이 쌓인 눈을 치우며 일손을 도울 때 쓰는 순수한 우리말로, 마을에 길흉사가 있거나 일손이 모자라면 사람들이 모여 무보수로 도와주는 협동 방식이죠. 유방암에도 이런 울력이 필요합니다. 그녀들은 주위 사람들의 도움이 절실히 필요하답니다.

아이들 돌보기에도 많은 힘이 필요한 두 아이의 엄마 강성희 씨는

 그녀를 응원해주세요

이런 울력으로 학교와 학부모들에게 당당히 도움을 요청하고 배려를 받으며 힘을 냈습니다.

"수술 받기 전에 아이 선생님을 찾아가서 사정을 이야기하고 학교에서 아이가 평소와 달리 이상하게 행동하면 연락을 해주셨으면 좋겠다고 부탁드렸죠. 큰아이 담임선생님은 자신도 검사에서 뭐가 나왔다고 동병상련의 마음으로 위로해주시고, 둘째 선생님과는 이메일을 주고받았는데 사소한 것까지 알려주시더라고요. 대부분 잘 이해하고 배려해주셨어요. 엄마들도 학기 초 청소 같은 거 해야 되는데 저에게는 제일 쉬운 걸로 시켜주셨고요. 오죽하면 저희 시부모님이 '그렇게 소문내서 나중에 아들 혼사에 지장 있으면 어떡할래?'라고 우스갯소리까지 하실 정도였어요. 일상생활에서 마주쳐야 하는 사람들한테는 얘기하는 게 편하더라고요."

유방암 환자라는 사실을 주변과 나누는 일이 쉽지는 않을 수도 있습니다. 지인에게 굳이 좋지 않은 소식으로 신경 쓰게 하고 싶지 않고, 스쳐가는 인연에게는 예상치 못한 상처를 얻을까 싶어 지레 겁을 먹게 되곤 하죠.

"무릎이 아파서 정형외과에 갔는데, 옆에 있던 환자가 다른 환자 보호자를 보면서 한숨을 쉬는 거에요. 이유를 물으니 '저 여자, 암환자야' 하더라고요. '암환자가 뭐 어때서요?' 물었더니 '재수 없어요. 쳐다보기도 싫어요.' 하더라고요. 갑자기 화가 나서 '나도 암환자야. 왜 재수가 없어?' 하고 버럭 했죠. 감기처럼 누구나 걸릴 수 있고, 당신이 다쳐서 입원한 것과 똑같은 거라고, 한참을 얘기하고 났더니 그 사람도 고개를 끄덕이더라고요."

부당한 시선 앞에서 울분을 터뜨렸던 최미용 씨의 경우처럼, 환자에 대한 배려보다는 자신의 감정과 상황이 훨씬 더 중요한 사람들은 종종 마음을 어지럽힙니다. 상식이 통하지 않는 편견으로 맥 빠지게 하는 철없는 사람들도 있고, 암환자에 대한 호기심으로 이것저것 물어보는 이웃들과 마주치기도 합니다.

이렇게 상처를 입힐 수 있는 인연은 잠시 피하셔도 좋습니다. 아직 마음의 뿌리가 단단히 박히지 않았다면 미성숙한 관계의 사람들과는 당분간 만나지 않는 것이 오히려 도움이 될 수 있습니다. 사람과 사람 사이에 말하지 않아도 지켜지는 기본적인 예의를 지닌 사람들과 소통하세요. 대신 부득이한 경우는 사람들이 나와 다른 시각을 가질 수 있다는 것도 인정하면 더욱 좋고요.

이렇다보니 유방암은 오래된 친구들과의 만남을 서먹하게 만들고, 멀게만 느꼈던 친구들과 새로운 관계를 맺게 만들기도 합니다.

"친구 관계를 정리하게 됐죠. 오히려 마음이 편하더라고요. 애초에 유방암을 밝혀야 할까 고민이 되는 친구들은 평생 동반할 친구가 아니다 싶어서 연락을 끊었더니 반이 없어졌어요. 그 친구가 상처받을까 걱정도 됐지만 더 멀리 보면 저를 위한 일이었어요. 실제로 저는 친하다고 생각했는데 아프고나니 대하는 게 다른 친구도 있었고, 친하지 않다고 생각한 친구가 전화도 자주 해주고 걱정을 많이 하는 경우도 있었어요. 이런 기회가 없었으면 솔직히 친구들에 대해 진실한 모습을 가릴 수 없었을 것 같아요."

필요할 때만 찾거나 진정성 없는 관계를 청산하고 이번을 계기로 동아줄처럼 길고 굵고 단단한 친구들만 남겨둔 것 같아 마음이 편하다는 박은채 씨였습니다. 그녀에게 좋은 친구의 의미를 좀 더 자세히 말해달라고 하자 다음과 같이 덧붙였습니다.

"별것 아닐 수도 있는데, 치료받을 때 챙겨주는 친구요. 가끔 웃긴 것도 보내주고 '이런 음식은 안 좋대' 하며 먼저 배려하는 친구들이 있어요. 그런데 자기 위주로 하는 친구들은 아무래도 다음에 연락을 못하겠어요."

시간이 흐르고 친구들은 유방암에 무던해졌지만, 깊은 속내를 알고나면 이보다 더 큰 보물은 없다고 말합니다.

"작년에는 다 받아줬는데 이제는 환자 취급을 안 해줘요. 괜찮아진 것도 있지만 제가 환자라는 마음을 가지면 더 나약해진다고 그렇게 하기로 했대요. 그래서 더 돈독해진 것 같아요."

하지만 사람이니까 더할 나위 없이 좋은 관계로 지내다가도 서로 할퀴는 관계가 되기도 하죠. 친구 관계는 마치 시소 같아서 균형이 맞지 않아 한쪽만 무거워지지 않도록 다시 서로의 위치를 살펴봐야 합니다.

아픔을 공유한 경우라면 더욱 돈독해질 수 있는 것이 친구입니다. 황진희 씨는 유방암을 진단 받기 전에 갑상선암을 먼저 겪은 친구가 있어서 서로 많이 배려해주었다고 합니다. 덕분에 서로 의지가 되면서 다른 사람들과의 만남에서도 특별히 아프게 느끼거나 힘든 부분이 없었다고 전해주었습니다.

친구들에게 바라는 점에 대해 이정숙 씨는 '작은 관심'을 강조합니다.

“정말 사소하더라도 문자로 작은 관심을 보여주는 게 좋아요. 거장
하게 얘기하면서 위로하는 것보다 간단한 문자를 자주 보내주고 ‘요
즘은 어때?’ 일상을 물어봐주는 게 좋았어요. 은연중에 연락을 기다
리게 되고 안 오면 서운하기도 하더라고요.”

　물론 그녀들이 진정으로 원하는 것은 편견 없이 자신과 자신의 유
방암을 받아주는 사람입니다. 아픔을 이해해주는 친구가 따듯한 손
길로 진심이 담긴 한마디를 전할 때 가슴은 따듯해질 수 있습니다.
상대방의 입장에서 이해하려고 노력하고 배려해준다면 우정은 쉽게
무너지지 않습니다. 서로 다르게 생각할 수 있다는 것을 인정해주고,
솔직하게 대하되 상처를 만들지 않도록 노력해보세요. 평생을 간직
할 보석보다 값진 친구를 얻을 수 있을 것입니다.

바로 지금을 소중하게 생각하세요

이수현(연세대학교 세브란스병원 종양내과)

그녀는 전이성 유방암을 진단받고 치료를 시작한 지 1년이 넘었습니다.
"선생님, 저 직장생활 다시 해도 될까요?"
"그럼요. 직장 잡기가 어려워서 그렇지, 기회가 되면 해보세요."
"그래도 되겠죠?"
'어렵게 직장생활을 시작했는데 다시 재발되면 어떻게 하죠?' 그녀는 그 말을
물어보고 싶었을 텐데 차마 그 말을 하지 않았습니다.
"직장 구하고 월급 받으면 커피 한 잔 사주세요."
전 그렇게 대답했습니다.

그녀는 1년 전 4기 유방암 폐전이, 간전이, 뼈전이를 진단받았습니다. 숨도 제
대로 못 쉬고, 등이 아파서 제대로 눕지도 못한 채 병원에 왔습니다. 첫 외래에
서 그녀를 보았던 당일 바로 입원을 시켰습니다. 상태가 너무 나빴습니다. 그녀
는 산소의 도움을 받아야 했고 모르핀으로 통증을 조절해야 했습니다. 서둘러
조직검사를 하고 항암 치료를 시작했습니다.

유치원생, 초등학생 두 아이의 엄마. 원래 얼굴이 하얬는지, 겁에 질려 하얗게
된 건지 그녀의 얼굴은 너무도 하얬습니다. 그만큼 하얗게 질린 남편의 얼굴.
그들은 나에게 아무 질문도 하지 않았습니다. 난 그렇게 두려워하는 그들에게
간전이가 심해서 항암 치료를 해야 하지만 부작용으로 간세포가 많이 파괴되
면 항암 치료를 받다가 사망할 수도 있을 거라고 경고하였습니다. 그들은 나의
이런 설명에 아무 말도 못하고 그냥 겁에 질려 항암 치료를 시작하였습니다.
항암제를 맞는 날은 하루지만 퇴원시킬 수 없었습니다. 집에 갔다가 갑자기 상
태가 나빠질까봐 걱정이 되었기 때문입니다. 요행히 그녀는 그럭저럭 몸을 움
직이고 산소 없이도 숨을 쉴 수 있는 정도가 되어 겨우 퇴원하였습니다.

치료를 시작하던 무렵, 좋은 임상 연구도 있었지만 그녀의 컨디션이 좋지 않아
임상 연구에 참여할 수 없었습니다. 세 번의 항암 치료 후 찍은 CT는 다행히 많

이 좋아졌습니다. 그녀는 한 번 항암 치료를 할 때마다 컨디션이 회복되었습니다. 모든 피검사도 안정적이었습니다.

나는 복직해보시라고 권했습니다. 원래 하던 일이 사무직 일이라 몸이 많이 힘들지 않으니 다시 도전해보라고 한 것이죠. 회사에서는 그녀의 몸 상태를 고려해 일이 조금 편한 곳으로 소속을 바꾸어주었습니다.
그녀는 매일 출근하기 전에 애들을 깨워 둘째는 유치원 버스 태워 보내고, 첫째는 학교 가는 길을 데려다주었습니다. 월차를 내서 첫째 아이 학교 학부모 모임에도 나갔습니다. 그녀는 그렇게 주어진 일상이 너무 행복하고 감사하다고 하였습니다.

치료 1년이 넘어간 그녀는 내가 만든 1년짜리 항암제 수첩을 다 써 가지고 온 최초의 환자입니다. 나는 그 수첩을 회수하고 새 수첩을 주었습니다. 그녀는 지금도 매일매일 자신에게 일어난 소소한 일상, 직장에서 상사에게 받는 스트레스, 남편과 싸운 이야기, 감기 걸려서 고생한 이야기, 집안 문제, 돈 문제… 그런 걸 깨알같이 적어와서 진료실에 들어오자마자 나에게 보여줍니다. 하루하루를 열심히 삽니다. 다시는 오지 않을 날이라는 것을 알기 때문에 더 열심히 삽니다. 4기 유방암 환자지만 씩씩하게 마음 단속하고 일상을 살아가는 그녀. 그녀는 나의 영원한 슈퍼맨입니다.

Lesson 33. 그녀는 아직 암과 전쟁 중이다

항암 치료가 끝났지만 그녀들은 여전히 또 다른 어려움들과 맞닥뜨리고 있습니다. 때문에 그녀들에게 용기를 북돋워주고 함께 응원해줄 가족이, 친구인 바로 당신이 필요합니다.

Lesson 34. 유방암, 오해와 편견을 던져라

유방암에 대해 근거 없는 오해와 편견 때문에 그녀들은 상처받고 있습니다. 암에 대한 오해와 진실을 제대로 직시하세요. 여전히 힘든 그녀들을 위한 공감과 배려가 필요합니다.

Lesson 35. 유방암, 누구도 예외는 없다

유방을 가지고 있는 한 남녀노소, 그 누구도 안전할 수 없습니다. 건강한 여성도, 그리고 남성도 건강에 대한 안일함을 버리고 적극적인 검사를 통해 조기에 발견하여 적절한 치료를 받도록 하세요.

Lesson 36. 독이 되는 친절, 상처가 되는 배려

섣부른 위로나 동정은 오히려 독이 되고 상처를 남기기도 합니다. 그녀의 마음을 헤아리고 진심이 담긴 격려가 함께해야 한다는 것을 결코 잊어서는 안 됩니다.

Lesson 37. 공감과 격려, 아픈 세상 치유하다

그녀들을 공감하고 격려하는 첫 번째는 관심 있게 들어주는 것입니다. 다음은 그녀에게 소중한 존재감을 일깨워 가슴을 따뜻하게 해 주세요. 그리고 그녀들이 잊고 지낸 희망을 안겨주세요.

Lesson 38. 가장 힘이 되는 이름, 가족

가족은 세상에서 가장 가깝고도 소중한 존재이지만, 때로 멀고도 서운한 존재가 될 때도 있습니다. 유방암 선배들에게 가족은, 가족들이 생각하는 그 이상의 소중함일 때가 많습니다. 가족은 또 다른 '나'이기 때문이죠.

Lesson 39. 그녀에게 힘이 되어 주세요

서로 다르게 생각할 수 있다는 것을 인정해주고, 솔직하게 대하되 상처를 만들지 않도록 노력해보세요. 그녀들이 다시 혼자만의 세상으로 고립되지 않도록 진심을 담아 잡아주세요.

당신이 있어 행복합니다

만약 지금 주변에 유방암을 겪고 있는 그녀들이 있다면, 그녀들에게 조금만 고개를 돌려 아직 세상은 정으로 가득하고 따뜻하고 포근히 맞아주는 이들이 많다는 걸 느끼게 해주세요. 그녀들이 다시 혼자만의 세상으로 고립되지 않도록 진심을 담아 말해주세요.

"당신이 있어 행복합니다. 당신 옆에 항상 내가 있다는 걸 잊지 마세요. 사랑합니다."

누군가는 걸어왔고, 이떤 이는 걷고 있고, 또 누군가는 걷게 될 그 길… 함께 걸어가요. 이 책을 읽는 많은 분들에게 작은 희망이 되길 간절히 바래봅니다.

이 세상 모든 유방암 환우들을 응원합니다.

오늘을 주셔서 감사드립니다

- 이정선(48세, 2002년 12월 1기 진단)

2002년 12월 19일, 나는 난생처음으로 병원에 입원했다. 다음날 수술을 위해 시어머니와 시아주버니, 남편이 동행했고 특히 시어머니 덕분에 차지한 창가 옆 침대 자리는 경치가 좋았다. 커튼을 쳐도 넓은 개인 공간과 맛있는 식사로 마치 호텔에 온 것 같다며 긴장을 풀었다.

양쪽 유방을 모두 제거할 수도 있다는 의사 선생님 말씀에 "살 수만 있다면 다 떼어내도 좋아요."라고 답했다. 1cm 조금 넘는 암이지만 왼쪽은 전절제하고 오른쪽은 암은 아니지만 안 좋은 것들을 일부 제거하셨다고 수술 결과를 말씀하셨다.

적응의 달인이라 나름 자처했던 나는 환자복 양쪽에 피주머니를 차고 다니며 방문하는 친구들을 맞았지만, 밤엔 "왜 나에게 이런 일이 일어났을까?" 하는 고통과 처절한 상실감으로 악몽과 울음으로 지새웠다. 열흘간 입원해 있던 어느 날 밤 기도를 했다.

'저를 살려주시면 이 병원에서 봉사할게요.'

수술이 치료의 끝이라 생각했지만, 항암 치료를 받고, 5년간 약물 치료를 받으며 겉으로 드러내지 못한 분노와 불신, 가족에 대한 미안함이 나를 괴롭혔다. 늦은 나이에 결혼하여 1박 2일 걸리며 한약방을 찾아가기도 했고 소문난 산부인과를 다니며 임신을 위해 노력했지만, 오히려 '아기' 대신 '유방암'이란 선물을 받았다.

　그나마 수술을 할 수 있다는 안도감, 가족력도 없고 암보험조차 들지 않았던 무관심, 건강함 그 자체였던 나에 대한 배신감, 모든 감정이 한순간에 나를 괴롭혔고 하루에도 몇 번씩 큰 산과 파도를 타고 넘는 감정의 기복을 겪었다.

　5년간의 약물치료가 끝나가는 2008년, 암센터에 '유방암 선배 환우와의 만남'이란 프로그램이 생겼다. 되도록 잊고 싶었던 아팠던 기억들을 끄집어내는 것이 힘들었지만, 후배 환우의　멘토로서 기도를 하며 했던 바친 약속을 지키기 위해 2009년 자원봉사를 시작했고 1년만 할 것 같던 봉사는 아직 진행형이다. 살고자 호언장담했던 기도의 약속을 실천하며 봉사를 시작하니 오히려 마음이 편해지기 시작했다. 나를 괴롭히던 "왜?"라는 질문의 느낌도 약해지고 빈도수도 낮아졌다. 틈틈이 남편 회사일도 돕고, 성당에서 봉사하며 건강에 대한 자신감을 찾아갔다.

　수술 2년 후 시작한 수영으로 2008년 12월, 처음 출전한 대회에서 금메달을 딴 이야기는 후배들에게 용기를 주는 듯하다. 만남 때 후배들에게 일러주는 말이다. "예전보다 더 건강해질 수 있다는 희망을 가져요. 다른 사람들의 시선에 움츠러들지 말고 나를 위해 기쁘게 살아가며, 그런 나를 기특하다고 쓰다듬어줘요. 나는 소중하니까요."

　치료 후, 예전만 못한 체력에 서글퍼질 때도 있지만, "아팠던 것, 이젠 그만 우려먹어. 넌 수영하며 건강관리해서 우리보다 더 오래 건강하게 살아갈 거다." 하는 친구들의 말을 들으면 '아팠던 사람이 너무

　　　　　　　　　　　　　　　오늘을 주셔서 감사드립니다

건강해보여도 문젠가?'라는 생각에 엄살을 부리고 싶은 마음이 생겨 웃음이 난다.

10년이란 세월은 지났지만, 완치 없는, 늘 관리를 필요로 하는 유방암. 이 친구는 나를 건강한 몸으로, 살아가는 시간의 귀중함과 감사하는 마음을 선물로 주고 있다.

봉사 전 기도실에서 바치는 나의 기도로 맺음을 할까 한다.

"저에게 지혜와 용기를 주시어 환우들과 그 가족이 희망과 용기를 얻을 수 있도록 보살펴주시고 저 또한 그들과 함께 나누며 치유되는 시간이 되게 해주세요. 감사합니다."

도움을 주신 분들 |

삼 성 서 울 병 원

▶유방암센터

　남석진 교수

　이정언 교수

　길원호 교수

　이세경 교수

▶혈액종양내과

　임영혁 교수

　박연희 교수

　안진석 교수

▶방사선종양학과

　허승재 교수

　최두호 교수

　박원 교수

▶재활의학과

　황지혜 교수

▶암교육센터

　김수연 간호사

　최은경 연구원

▶정신건강의학과

　윤세창 교수

▶성균관대학교 융합의과학원

　강단비, 박수정

브 라 보　자 문 위 원

서울대병원 유방암센터 노동영 교수

국립암센터 유방외과 이은숙 교수

연세대세브란스병원 종양내과 이수현 교수

국립암센터 암예방검진센터 장윤정 교수

인하대학교 간호학과 김수현 교수

연세대학교 간호학과 김 수 교수

당신을 응원합니다

1판 1쇄 인쇄 2013년 10월 1일
1판 1쇄 발행 2013년 10월 8일

지은이 삼성서울병원 암교육센터 조주희, 김임령, 윤정희
펴낸이 고영수

편집이사 조병철 | 기획편집 장선희 양춘미 이선일
경영기획 고병욱 | 마케팅 유경민 김재욱 | 제작 김기창
총무 문준기 노재경 조은진 송민진 | 관리 주동은 조재언 신현민

펴낸곳 청림Life | 출판등록 제2010-000315호
주소 135-816 서울시 강남구 도산대로 38길 11번지(논현동 63)
    413-756 경기도 파주시 교하읍 문발리 파주출판도시 518-6번지 청림아트스페이스
전화 02)546-4341 | 팩스 02)546- 8053
홈페이지 www.chungrim.com | 이메일 Life@chungrim.com
블로그 cr_Life.blog.me | 페이스북 www.facebook.com/chungrimLife
트위터 @chungrimLife

ISBN 978-89-97195-38-1 (13510)

* 책값은 뒤표지에 있습니다. 잘못된 책은 바꾸어 드립니다.
* 청림Life는 청림출판㈜의 논픽션·실용도서 전문 브랜드입니다.